JN132126

骨粗鬆症治療の真実と7つの叡智®

～超健康と長寿の秘訣～

医学博士
益子竜弥

ぷらんとマガジン社

目次

まえがき　13

第1部　骨粗鬆症の最新医学情報

第1章　骨粗鬆症について

骨粗鬆症とは　22
日本の骨粗鬆症の現状　22
骨粗鬆症の種類　23
骨粗鬆症の5つの原因　24
骨粗鬆症の治療をする目的と3つの理由　27
骨粗鬆症の診断　29
骨の強さは、骨密度だけではわからない　30

第2章　骨粗鬆症のガイドラインについて

骨粗鬆症のガイドラインとは　32

骨粗鬆症のガイドラインに記載されている治療薬　32
骨粗鬆症のガイドラインに基づいた治療薬の選択法　35
骨粗鬆症のガイドラインからわかるお勧めの薬　37
食事全般について　38
カルシウム、ビタミンD、日光浴について　39
若年女性に対する懸念　40
ほかの栄養素　40
運動指導　41

第3章　最新の知見による4種類の治療薬の選択法

骨粗鬆症の治療薬を選択するときの重要事項　44
最新の知見による治療薬の選択法：①脆弱性骨折の特徴から選択　44
最新の知見による治療薬の選択法：②ビタミンDは採血で不足している場合、基本的に併用　46
最新の知見による治療薬の選択法：③骨折の危険性の高い骨粗鬆症　46
最新の知見による治療薬の選択法：④2年間という短期間でベストな治療法　48

第4章　最新の知見による治療薬の切り替え

骨粗鬆症薬の切り替えについて　50
テリパラチドからの切り替え　50
デノスマブからの切り替え　51
ロモソズマブからの切り替え　52

第2部　骨粗鬆症治療の真実

第5章　骨粗鬆症治療の落とし穴

医療機関で行われる治療は「薬の処方」のみ　56
医療機関で「薬の処方」しか行われない理由　56
骨粗鬆症には、薬だけでは不十分　58
食事の情報は間違いだらけ　58
運動についての基準は低すぎる　61

第6章 動物性タンパク質や牛乳は、骨を脆くする

大腿骨近位部骨折は、国により発生率が大きく異なる　64
動物性タンパク質を多く食べるほど、大腿骨近位部骨折がかなり発症しやすい　64
植物性タンパク質を多く食べるほど、大腿骨近位部骨折が比較的発症しにくい　66
動物性タンパク質に対する植物性タンパク質の割合が低いほど、大腿骨近位部骨折がかなり発症しやすい　67
牛乳を飲むほど大腿骨近位部骨折が発症しやすくなる　71
動物性タンパク質で骨が脆くなる理由①：酸性物質を産生する　74
動物性タンパク質で骨が脆くなる理由②：活性型ビタミンDの生成を阻害する　76
健康の先進国だったアメリカ合衆国　77
動物性タンパク質神話・牛乳神話は、既に崩壊している　79
名著のご紹介と謝辞　80

第7章 ビタミンDの真実～食事より日光浴～

人間はビタミンDを体内で生成できる　82
ビタミンDは測定可能　83

ビタミンDに対しては食事より日光浴の方がはるかに重要　83
日光浴の目安・方法　85
日光浴の重大な問題、日焼け止めクリーム　85
ビタミンDを摂取するなら、薬やサプリメントではなくキノコ類から　87

第8章　カルシウム神話の崩壊

ガイドラインなどのカルシウムの推奨摂取量　90
「日本人はカルシウムが不足している」は全くの的外れ　90
カルシウムを多く摂取すると大腿骨近位部骨折が発症しやすくなる　91
血液中のカルシウムの量の調節　93
カルシウムを多く摂取しても体外へ排泄されるだけ　94
牛乳などの乳製品は、骨にとって三重に危険　95
要するに、牛乳や乳製品からカルシウムを摂取しない方が良い　96
カルシウム神話も、既に崩壊している　97

第3部　骨粗鬆症に対する『7つの叡智®』

第9章　骨粗鬆症治療の真実のまとめと『7つの叡智®』

骨粗鬆症治療の真実のまとめ　100
誰も指摘していない、最も重要な骨粗鬆症治療の真実　102
理想的な骨粗鬆症治療とは　106
『7つの叡智®』について　107

第10章『1．世界の長寿地域』

長寿者が多い地域は存在する　110
長寿者が多い地域の共通点は、「骨粗鬆症治療の真実」と一致する　110

第11章『4．東西栄養学の粋』

薬膳とナチュラルハイジーンと最新の栄養学の融合　114

薬膳

・薬膳は、東洋医学に基づき、毎日の食事で体調を管理する方法論　114
・五行・五臓と相生・相克　115
・五性　116
・薬膳による健康管理　118
・薬膳の骨粗鬆症への応用①：「腎」と「肺」の食材を多く食べる　118
・薬膳の骨粗鬆症への応用②：エメラルドオーシャン®　120

ナチュラルハイジーン

・野菜や果物などの植物由来の食物を主食とする　120
・人間は果食動物　121
・食べ物の加熱について　122
・精製した食物は良くない　123

最新の栄養学

・スーパー免疫力・スーパーフードとは　125
・栄養素密度スコア　126

『4．東西栄養学の粋』がお勧めする食物　128

第12章　『5．最上の薬』

「最上の薬」とは？　132
「最上の薬」とは、運動のこと！　132
「最上の薬」の副作用　133
骨粗鬆症に対する運動療法の効果　133
骨粗鬆症だけを良くすれば良いのでしょうか？　134
アスリートは健康？　135
WHOによる運動の基準　135
WHOによる運動の基準が意味すること　138
運動強度　139
心拍数による運動強度の基準　140
『7つの叡智®』が提唱する5つの運動強度　143
『7つの叡智®』がお勧めする適切な運動の詳細　148

第13章　行動の手引き

さあ、次は行動です！　154
骨粗鬆症ではない方　154
骨粗鬆症の方　156

最終章　最も大切なもの

「安易に、楽に、何かをしたい」という風潮はいかがなものか？　160
丈夫な骨や健康は、「努力」によって獲得するもの　160
医聖ヒポクラテスの叡智　162
最も大切なもの、それは「意志」　164

あとがき　167
参考文献リスト　171

まえがき

数多くの本の中から本書を手に取っていただき、誠にありがとうございます。

エメラルド整形外科疼痛クリニック院長の益子竜弥と申します。

まずはここで自己紹介をさせてください。

私は医学部を卒業した後、北海道大学整形外科に入局し、整形外科の諸先輩、そして勤務した各病院の医師や医療関係者から御教授を賜り、一人前の整形外科医となることができました。また、難治性疼痛の患者様の治療を担当する機会が多かったため、整形外科領域だけでなくペインクリニック領域、後述する理由から独学で体得した東洋医学を生かして治療を行ってまいりました。

また、痛みの治療は最終的には「脳」が重要であるとの考えから、治療にfunctional MRIという最新医療技術を活用していました。

クリニックを開院した後は、同じく最新医療技術であるバイオフィードバックや脳波ニューロフィードバックを用いた治療を行っています。

このように、私自身のまずはじめのアイデンティティは、「整形外科専門医」であると共に「痛みの専門家」です。巻末の参考文献リストに筆者の医師としての業績（英語論文・日本語論文・英文共著書・日本語共著書）を掲載しております。

私のもう1つのアイデンティティは、**「超健康と長寿の専門家」**です。

実は私は以前、重度のアトピーでした。診療は何とか頑張って1日も休むことなく継続しましたが、日常生活には著しい支障があり、生きていくだけで精一杯の状態でした。

何とか良い方法はないものかと、東洋医学を勉強し、古今東西の健康に関する書物をそれこそ貪るように読み、少しでも良さそうなものは片っ端から実践しました。

膨大な試行錯誤の結果、重度のアトピーはほとんど完治し、むしろアトピーが重症化する以前より元気になることができました。

そして、一連の経験から学んだ多くのことを講演会で伝えることを開始しました。

また、自身の経験から、**健康に関しては、世の中に知られている情報は実は正しくないものが多く、本当に優れた情報は入手しづらい**ことがわかりましたので、多くの方に本物の情報を知って欲しいと考え、もう一度、さらに多くの情報を精査し、**「7つの叡智® ～超健康と長寿の秘訣～」**として体系化し、ホームページ(https://www.atopy-choukenkou.com/)、講演会、ブログ、Facebook、インスタグラムで発信を開始しました。

「7つの叡智®」をまとめていく中で驚いたことは、繰り返しになりますが、**われわれ**

日本人が知っている内容はかなり間違っているということです。

特に**食事**に関しては、**「真逆」の内容を多くの方が信じ込まされています。**

具体的には、**牛乳を含めた動物性タンパク質は骨を脆くし、結果、大腿骨近位部骨折を起こしやすくなる**ことが世界中の多くの国のデータから**証明**されていますが、日本では逆の内容が広く認識されています。

このような「誤解」を解消するため、2019年にクリニックを開院してからすぐ、クリニック内で講演会を定期的に開催し、骨粗鬆症の治療法のほか、骨粗鬆症にとって望ましい食事法や運動についてご説明をしてきました。

その矢先、新型コロナウイルスのパンデミックが発生し、講演会は中止せざるを得なくなりました。

そうして数年が経過しました。しかし、骨粗鬆症のガイドラインに基づいた治療をしても、患者様の骨密度が改善しない、あるいは脆弱性骨折を起こしてしまうなどのことを多々経験しました。これは一重に、**新型コロナウイルス下では、現在の骨粗鬆症のガイドラインによる治療は不十分である**ことの表れです。

そしてその理由ははっきりわかっています。**骨粗鬆症の治療は薬だけでは不十分で、食**

事・運動・日光浴についての正しい知識・啓蒙、そして**実践が不可欠**ということです。

そのため、骨粗鬆症治療の真実を広く多くの方に知っていただきたいと思い、本書の作成を決心しました。

本書は、骨粗鬆症と診断されたけれど、どのような治療法が良いのかわからない方、骨粗鬆症の治療中ですが治療法に不安がある方、治療中にもかかわらず骨折がさらに起きてしまった方、将来的に骨粗鬆症にならないか不安な方、骨粗鬆症の予防をしたい方、骨粗鬆症の最新の治療法を知りたい医師、そして健康に興味がある全ての方にとって有益な情報が詰まっています。

こうような経緯で作成された本書は、多分に手前味噌ですが、かなり稀有な書籍であると自負しております。その理由の1つ目は、筆者である私は、大学病院などに属している医師ではなく地域医療に携わり実臨床を行っている医師であることです。

大学病院などで骨粗鬆症の治療・研究に従事している医師は、骨粗鬆症の病態の解明や新薬の開発を研究内容としていることがほとんどです。

つまり、「薬」については専門知識が豊富ですが、反面、**食事や運動についての知識は皆無**であることがほとんどです。

このような方達が作成した骨粗鬆症のガイドラインが、食事・運動についてはそれぞれ2ページしかなかったことがその証拠です。実臨床に従事している医師であれば、骨粗鬆症のガイドラインに準じた治療をしても思ったように骨粗鬆症が良くならないケースを多々体験しているはずであり、問題意識を持っているはずです。

理由の2つ目は、「ある程度新しい医学情報」と「日本では常識的と考えられている食事」が記載されている骨粗鬆症関連の書籍は多く出版されていますが、本書のように、「まさしく最先端の医学情報」と本物の情報としての「**適切な食事・運動の詳細な内容**」について記載している書籍は筆者が知る限り出版されていないことです。

多くの骨粗鬆症関連の書籍では、日本政府が推奨している「食品バランスガイド」に従って、主菜として肉や魚や卵、そして牛乳・乳製品をバランスよく食べましょうという趣旨になっているのがほとんどで、西洋の健康法である**ナチュラルハイジーン**について記載している書籍を見たことがありません。

そのため、ナチュラルハイジーンに基づいた食事法を紹介している本書は稀有と言えます。加えて、筆者が造詣が深い東洋医学の叡智の結晶の1つである**薬膳**にも言及し、さらに、これらと**最新の栄養学**を融合させて『7つの叡智®』「4．東西栄養学の粋」としてまとめ上げ、解説していることは誠に稀有であり、理由の3つ目です。

理由の4つ目は、本書は、**筆者の個人的な考え・思い込みではなく、世界で公表されている内容を元とし、そしてそれらの中からまさしく人類の「叡智」と呼べる内容を厳選し、まとめ上げて作成されたから**です。

そのため、出典とした論文・書籍・発行文書などに対しては、章ごとに（参考文献1）という形式で記載し、巻末の参考文献リストの章に詳細を記載しています。

このように「かなり異色」である本書は、出版にあたり、各方面からの強い反発を予想しています。

ですが、「骨粗鬆症」についてだけではなく、「健康」になる方法について、「玉」となる情報・叡智を広く発信することは、社会に対し大きな貢献となると考えて、出版を決意した次第です。

できるだけ多くの方が、本書を通じて骨粗鬆症を克服され、さらに、健康を上回る**超健康**の状態に近づいていただければ筆者として幸甚です。

なお、本書に登場する『7つの叡智®〜超健康と長寿の秘訣〜』は、文字通り筆者がまとめ上げた超健康と長寿の秘訣ですが、本書では書面の関係もあり、ごく簡易的な内容のご紹介にとどまっています。

今後、次回作として「7つの叡智®～超健康と長寿の秘訣～」の出版を考えておりますので、ご期待ください。

2023年8月6日　エメラルド整形外科疼痛クリニック　院長　益子竜弥

第1部　骨粗鬆症の最新医学情報

第1章

骨粗鬆症について

骨粗鬆症とは

ＷＨＯ（世界保健機関）は、「骨粗鬆症は、低骨量と骨組織の微細構造の異常を特徴とし、骨の脆弱性が増大し、骨折の危険性が増大する疾患である（参考文献１）」と定義しています。つまり、骨粗鬆症は１つの**病気**であり、骨折は骨粗鬆症の結果に起きてしまう**合併症**ということになります。

骨粗鬆症が病気であるのであれば治療をするべきであり、骨折が合併症であるのであれば、治療により発生する可能性を減らすことができるとも言えます。そのため、日本だけでなく世界中の国が骨粗鬆症の治療に力を入れています。

日本の骨粗鬆症の現状

日本で骨粗鬆症に罹患している推定人口は２０１０年時点（参考文献２，３）では、１２８０万人（男性３００万人、女性９８０万人）でしたが、２０２２年時点では、１４２０万人（男性３３０万人、女性１０９０万人）と増加しており、２０４０年代まで増え続けることが予想されています（参考文献4）。

これに対し、骨粗鬆症の治療をしている患者数は、59・1万人（男性4万人、女性55・1万人）（参考文献5）であり、極めて少ないことが現状です。

この結果からも、**日本での骨粗鬆症の治療は十分に進んでいない**ということがおわかりいただけると思います。

骨粗鬆症の種類

骨粗鬆症にはいろいろな種類があります。大きく分けると、原因がはっきりしている「続発性骨粗鬆症」と、原因がはっきりしていない「原発性骨粗鬆症」です。続発性骨粗鬆症で有名なものは、ステロイドによる骨粗鬆症であるステロイド性骨粗鬆症です。

原発性骨粗鬆症には、閉経後の女性が罹患する閉経後骨粗鬆症、閉経前の女性が罹患する若年性骨粗鬆症、高齢の男性が罹患する老年性骨粗鬆症、そして近年注目されている中高年の男性に発症する**新型骨粗鬆症**があります。

新型骨粗鬆症は、動脈硬化や糖尿病などの生活習慣病により**骨質が低下**することが原因と考えられており、**骨密度は低下していないにもかかわらず骨粗鬆症になることが特徴です。**

骨粗鬆症の5つの原因

骨は、毎日、骨芽細胞により作られ（骨形成）、破骨細胞により壊され（骨吸収）ています。このバランスが正常な場合は問題ないのですが、バランスが崩れてしまい、骨を壊される方が多くなってしまうと、時間がたつにつれ、どんどん骨が脆くなってしまいます。この状態が骨粗鬆症です。それでは、いったいなぜ、骨粗鬆症になってしまうのでしょう。それにはいくかの原因があります。

原因の１つ目は、**加齢**です。若い時は骨は丈夫ですが、壮年期から老年期になるにつれて、脆くなっていきます。

このことには、年齢を重ねるにつれ活動性が低下することも大きく影響します。そのため、老年期になったとしても、活動的に生活している方の場合、骨粗鬆症にならないことがあります。

2つ目の原因は、**ホルモンの低下や薬剤**です。特に女性の場合、閉経などにより女性ホルモンが減少してしまいます。女性ホルモンは骨の代謝に大きく影響するため、女性ホルモンが減少してしまうと、骨は脆くなってしまいます。そのほか、ステロイドや免疫抑制剤、精神科の薬剤などが要因となることがあります。

3つ目の原因は、**食事**です。日本では、「牛乳は骨を強くする」、「牛乳はカルシウムが豊富だから骨に良い」などと信じている方が多く、実際、厚生労働省や骨粗鬆症関連の書籍のほとんどがそのように記載しています。

しかし、これは**誤り**です。

実際は、「**牛乳をはじめとした動物性タンパク質は大腿骨近位部骨折の発症を高める**」が真実です。これは30年も前から世界では公表されている**事実**です。

詳しくは、「第6章　動物性タンパク質や牛乳は、骨を脆くする」、「第8章　カルシウム神話の崩壊」でご説明します。

4つ目の原因は、**運動不足**です。**骨は、Ｗｏｌｆｆの法則といって、負荷が加わることで強くなる性質があります**。そのため、日常的に骨に大きな力が加われば、その力に耐えられるように強く丈夫な骨になります。

反対に、骨に小さな力しか加わっていなければ、強くする必要がないため、弱い骨に変更されてしまいます。つまり、**運動が不足すると、骨に対する負荷が減ってしまうため、骨も脆くなってしまう**ということです。

5つ目の原因は、**日光浴不足**です。

ビタミンDは骨にとって非常に重要な栄養素です。

「ビタミンDが不足しているから、薬やサプリで補う必要がある」という話をよく聞くことがあると思いますが、「**日本人はビタミンDが不足している」ということについては、その通りです。**保険診療でビタミンDの量を測定することができますが、**骨粗鬆症と診断されたほぼ全ての患者様がビタミンD不足の診断となっています。**

しかし、なぜ、ビタミンDが不足してしまうのでしょうか?

詳細は、「第7章　ビタミンDの真実〜食事より日光浴〜」で詳しくご説明しますが、これは一重に日光浴不足が原因と考えられます。

このように骨粗鬆症の原因には生活習慣が大きくかかわっています。そうです、実は**骨粗鬆症は生活習慣病**なのです。逆に、生活習慣病だからこそ、**日常の生活を改善することによって治療ができる**とも言えます。

骨粗鬆症の治療をする目的と3つの理由

骨粗鬆症になってしまうと、骨が脆くなるため骨折しやすくなります。起こりやすい骨折は、脊椎の椎体骨折、大腿骨近位部骨折（大腿骨頸部骨折と大腿骨転子部骨折）、橈骨遠位端骨折、上腕骨近位端骨折などです。

骨を強くすることで、転倒などで外力が掛かってしまった場合に、これらの骨折が発生することを減らすことが骨粗鬆症の治療の目的です。

骨粗鬆症の治療を行う理由を3つ紹介します。1つ目の理由は、「骨折連鎖」を防ぐためです。「くりかえし骨折」とも言いますが、これは1か所骨折が起きた後、続発骨折・二次骨折といって2回目の骨折が起きてしまうことを言います。

例えば、閉経後女性が1か所骨折してしまうと、1年以内に再び骨折が起こる相対リスクは通常の5・3倍になってしまいます。

さらに、2～5年後では2・8倍、6～10年後では1・4倍、全追跡期間における平均は2・1倍と、長期間にわたって骨折リスクが高い状態が続いてしまいます（参考文献6）。また、脊椎が1か所骨折すると、2か所が骨折する確率は2〜3倍になり、2か所が骨折した場合、3か所が骨折する確率は7〜10倍にもなってしまいます（参考文献7）。

なお、脊椎の椎体骨折の後に大腿骨近位部骨折が起きる相対リスクは7・1倍です（参考文献8）。

このように一度骨折が起きてしまうと、将来的に再び骨折が起きてしまう確率は上がってしまいます。この悪循環から抜け出すためには病院での骨粗鬆症の治療、そして日々の生活習慣の改善が必要です。

2つ目の理由は、骨折が発症してしまうと、歩行障害などが生じ、また再度の骨折への不安感から、不活動や閉じこもりなど社会から隔絶された状態となり、そのことが一層活動性を低下させ、さらに状態が悪くなり、結果的に寝たきりになるという、悪循環に陥ってしまう可能性があるからです。

具体的には大腿骨近位部骨折の場合、退院後2か月で元通りに歩けるようになるのは約40％（参考文献9）で、約60％の方が1人で歩けなくなります（参考文献7）。

病院での治療や行政の関与などを行っても、悪循環を立ち切ることは容易ではないため、骨粗鬆症の治療により、そもそも骨折を起こさないことが最も大切です。

3つ目の理由は、脊椎の椎体骨折や大腿骨近位部骨折を起こすと、生命に危険があるからです。具体的には、大腿骨近位部骨折の場合、約20％の方が骨折後1年以内に亡くなり（参考文献7）、脊椎の圧迫骨折の5年生存率は約60％になります。大腿骨近位部骨折の5年生存率はさらに悪く、約50％です（参考文献10）。

2021年に国立がん研究センターがまとめた報告（参考文献11）では、5年（実測）生存率は、胃がんで67・6％、大腸がんで70・0％であるため、骨粗鬆症による脊椎の椎体骨折や大腿骨近位部骨折は胃がんや大腸がんよりも危険ということがわかります。

骨粗鬆症の診断

骨粗鬆症には、診断基準が定められています（参考文献12）。まず、**脆弱性骨折**（立った姿勢からの転落か、それ以下の外力による骨折）が脊椎の椎体あるいは大腿骨近位部に生じた場合、これだけで骨粗鬆症の診断となります。

脊椎の椎体や大腿骨近位部以外の肋骨、骨盤、上腕骨近位端、橈骨遠位端、下腿骨に脆弱性骨折が生じ、さらに骨密度がYAMの80％未満の場合も骨粗鬆症となります。

脆弱性骨折がない場合でも骨密度がYAMの70％未満であれば骨粗鬆症となります。

※YAMとは若年成人平均値で、腰椎では20〜44歳、大腿骨近位部では20〜29歳の骨密度平均値を100％とした場合の骨密度の割合

骨の強さは、骨密度だけではわからない

骨の強さは、**骨密度**と**骨質**が関係し、それぞれ70％と30％程度に影響すると考えられています。また、骨密度は測定することができますが、**骨質は測定することができません。**骨粗鬆症の診断基準に骨密度は入っていますが、骨質が入っていないのはそのためです。

ここで1つ、問題が出てきます。それは、**ステロイド性骨粗鬆症**や**新型骨粗鬆症**などのように、**骨密度が低下しないけれど骨質が低下するタイプの骨粗鬆症がある**ということです。つまり、たとえ骨密度の値が良好だとしても、骨質が低下している結果、骨が脆くなっている可能性があるため、**骨密度の値が良くても安心することはできない**ということです。

第2章

骨粗鬆症のガイドラインについて

骨粗鬆症のガイドラインとは

多くの疾患で、治療法の基準となるガイドラインが作成されています。骨粗鬆症にもガイドラインである『骨粗鬆症の予防と治療ガイドライン2015年版』（参考文献1）があります。2015年度版ですので、現在ではやや内容が古くなってしまってはいますが、それでもガイドラインですので骨粗鬆症治療の基準となります。

ガイドラインでは、「骨折連鎖」や「くりかえし骨折」を防ぐための治療として、薬物療法、食事療法、運動療法に加え、骨折をしないための日常生活での注意、工夫を勧めています。しかし、薬については約40ページも掲載されていますが、食事や運動については、それぞれわずか2ページしか掲載されていません。

骨粗鬆症のガイドラインに記載されている治療薬

ガイドラインに掲載されている骨粗鬆症の治療薬について、簡単にご説明します。

カルシウム薬は、骨にとって必要不可欠な栄養素であるカルシウムを内服によって摂取する薬のことで、単独で使用されるより他の薬と併用されることが多いです。

女性ホルモン薬は、文字通り女性ホルモンです。結合型エストロゲンは骨粗鬆症に有効ですが、乳がん、心血管障害、脳卒中、血栓症のリスクを高めるため、骨粗鬆症に対しては健康保険では使用できません。そのほかの女性ホルモン薬には、エストリオールやエストラジオールがあります。

活性型ビタミンD3薬は、カルシウム代謝改善と骨代謝改善作用がありますが、高カルシウム血症に注意が必要です。

ビタミンK2薬は、骨芽細胞に作用し骨形成を促進する作用があり、骨吸収を抑制する作用もあります。しかし、ワルファリン（抗凝固剤）を内服している場合は使用できません。

ビスホスホネート薬は、破骨細胞の活性を抑制することで骨吸収を抑制する作用がありますす。胃腸障害はある程度の頻度で発生します。

また、非定型大腿骨骨折のリスクがあります。顎骨壊死のリスクについては、一時期はやや過度に慎重な対応がされましたが、最新の顎骨壊死検討委員会ポジションペーパー2023（参考文献2）では、「抜歯時にビスホスホネート薬や抗RANKL抗体薬を休薬しないことを提案する」となり、これらの薬を休薬することによる骨折のリスクの方が重要視されています。

ＳＥＲＭは、選択的エストロゲン受容体モジュレーター（selective estrogen receptor modulator）のことであり、骨に対してはエストロゲン様作用を発揮することで骨粗鬆症に対し有益に働く半面、乳房や子宮に対しては抗エストロゲン作用を発揮します。しかし、深部静脈血栓症のリスクがあります。

カルシトニン薬は、破骨細胞や前破骨細胞にあるカルシトニン受容体に作用し、機能を抑制することにより骨吸収を抑制する薬です。また、下行性疼痛抑制系に作用することで痛みを改善する効果があります。

副甲状腺ホルモン薬は、ヒト副甲状腺ホルモン分子の活性部分であるＮ末端から34番目までのアミノ酸鎖に相当するポリペプチドの薬で、遺伝子組み換えのものと、化学合成によるものの２つがあります。骨形成を促進する作用がかなり強いことが特徴です。なお、悪性腫瘍が骨転移している場合は使用が禁止されています。

抗ＲＡＮＫＬ抗体薬は、破骨細胞の分化や活性化に必須なサイトカインであるＲＡＮＫＬ（ＮＦ-ｋＢ活性化受容体リガンド）に対するヒト型ＩｇＧ２モノクローナル抗体の薬剤で、破骨細胞の活性を抑制し骨の吸収を抑える作用があります。低カルシウム血症のリスクがあるほか、非定型大腿骨骨折、顎骨壊死のリスクがあります。

骨粗鬆症のガイドラインに基づいた治療薬の選択法

以上のように骨粗鬆症には多くの治療薬が使用可能です。「こんなにたくさん薬があるのでは、どの薬がいいのか迷ってしまう」、そう皆さんは思われることでしょう。実はガイドラインは薬の有効性についても評価しており、骨密度上昇効果については、「A　上昇効果がある」、「B　上昇するとの報告がある」、「C　上昇するとの報告はない」の3段階となっており、「A」が最も良い評価です。

骨折発生抑制効果については、「A　抑制する」、「B　抑制するとの報告がある」、「C　抑制するとの報告はない」の3段階で評価し、「A」が最も良い評価です。治療薬に対する骨密度上昇効果と骨折発生抑制効果の表をご紹介します【表1】。

分類	薬物名	骨密度上昇効果	骨折発生抑制効果		
			椎体骨折	非椎体骨折	大腿骨近位部骨折
カルシウム薬	L-アスパラギン酸カルシウム	B	B	B	C
	リン酸水素カルシウム				
女性ホルモン薬	エストリオール	C	C	C	C
	結合型エストロゲン※	A	A	A	A
	エストラジオール	A	B	B	C
活性型ビタミンD_3薬	アルファカルシドール	B	B	B	C
	カルシトリオール	B	B	B	C
	エルデカルシトール	A	A	B	C
ビタミンK_2薬	メナテトレノン	B	B	B	C
ビスホスホネート薬	エチドロン酸	A	B	C	C
	アレンドロン酸	A	A	A	A
	リセドロン酸	A	A	A	A
	ミノドロン酸	A	A	C	C
	イバンドロン酸	A	A	B	C
SERM	ラロキシフェン	A	A	B	C
	バセドキフェン	A	A	B	C
カルシトニン薬	エルカトニン	B	B	C	C
	サケカルシトニン	B	B	C	C
副甲状腺ホルモン薬	テリパラチド(遺伝子組換え)	A	A	A	C
	テリパラチド酢酸塩	A	A	C	C
抗RANKL抗体薬	デノスマブ	A	A	A	A
その他	イプリフラボン	C	C	C	C
	ナンドロロン	C	C	C	C

※骨粗鬆症については保険適応外

【表1】骨粗鬆症薬の骨密度上昇効果と骨折発生抑制効果(参考文献1)

骨粗鬆症のガイドラインからわかるお勧めの薬

【表1】は少しわかりづらいかもしれませんが、このように考えてください。

「何か大きな特徴がない」限り、骨密度上昇効果も骨折発生抑制効果も、「A」が最も良いことは間違いありません。例えば骨密度上昇効果の場合、上昇効果がある（A）薬が分かっているのに、あえて上昇するとの報告はない（C）薬を選ぶ必要は通常はありません。

同様に、骨折発生抑制効果の場合も、抑制するとの報告はない（C）薬より、抑制する（A）薬の方が当然優れています。そうであれば、骨密度上昇効果も骨折発生抑制効果についても、「A」評価の薬が当然、望ましく、オール「A」であれば最適です。

実際にオール「A」の薬剤は、女性ホルモン薬の結合型エストロゲン、ビスホスホネート薬のアレンドロン酸、リセドロン酸、抗RANKL抗体薬のデノスマブだけです。ただし結合型エストロゲンは骨粗鬆症に対しては保険適応外なので使用することはできないため、実際にはオール「A」の薬は3種類のみです。

近年、いくつかの骨粗鬆症薬が開発され保険適応となっていますが、それらの新規の薬はガイドラインには掲載されていないため、あくまでガイドラインに則って治療薬を選択するとなると、オール「A」であるアレンドロン酸、リセドロン酸、デノスマブが最も望ましい薬と言えます。

なお、「第3章　最新の知見による4種類の治療薬の選択法」で詳しくご説明しているように、70歳以下の患者様の場合には、大腿骨近位部骨折より脊椎の椎体骨折の方が発生する可能性が高いため、脊椎の椎体骨折の骨折発生抑制効果を重視し、さらに顎骨壊死や非定型大腿骨骨折などの発生を考慮して、SERMやエルデカルシトールを勧めるという考え方もありますが、筆者はオール「A」の薬を勧めます。

ちなみに、ガイドラインは近々、刷新される可能性があります。新しいガイドラインが作成された場合には、ヒト化抗スクレロスチンモノクローナル抗体製剤であるロモソズマブという新薬は骨密度上昇効果、骨折発生抑制効果ともにかなり優れているため、高評価となることは間違いないと思います。

食事全般について

ガイドラインでは、エネルギーや栄養素をバランスよく摂取できる食事を勧めています。また、リン、食塩、カフェイン、アルコールの過剰摂取は控えることを勧めています。【表2】にガイドラインで推奨されている食品と、過剰摂取を避けた方が良い食品を紹介します（参考文献1）。

カルシウム、ビタミンD、日光浴について

ガイドラインでは、骨粗鬆症の治療のためには、1日700〜800mgのカルシウム摂取を推奨し、また食事から600〜800IU（15〜20μg）のビタミンDを摂取することを推奨しています。

ただし、**カルシウム薬**やカルシウムサプリメントを摂取することにより、心血管疾患のリスクが高まること**が報告されているため、1回に500mg以上を摂取しないことが勧められています。また、1日に15分程度、適度な日光浴が必要としています。

若年女性に対する懸念

ガイドラインでは、近年の日本人若年女性について、やせ志向によるエネルギー・栄養素摂取量の減少、過度の紫外線対策、身体活動量の低下などにより、カルシウムの栄養状態が必ずしも良好でない方が多いと危惧しています。この記載は、ガイドラインとしてはかなり踏み込んだ勇気ある記載と言えます。

ほかの栄養素

ビタミンK（推奨摂取量250～300μg）は緑黄色野菜、納豆に多く含まれているため、これらの食物からの摂取を勧めています。

マグネシウム、ビタミンB_6、ビタミンB_{12}、葉酸についい

推奨される食品	過剰摂取を避けた方がよい食品
カルシウムを多く含む食品 （牛乳・乳製品、小魚、緑黄色野菜、大豆・大豆製品）	リンを多く含む食品 （加工食品、一部の清涼飲料水）
ビタミンDを多く含む食品 （魚類、キノコ類）	食塩
ビタミンKを多く含む食品 （納豆、緑色野菜）	カフェインを多く含む食品 （コーヒー、紅茶）
果物と野菜	アルコール
タンパク質 （肉、魚、卵、豆、牛乳・乳製品など）	

【表2】ガイドラインで推奨されている食品と、過剰摂取を避けた方がよい食品
（参考文献1）

ては通常の食事で摂取できますが、摂取量が少ない場合にはビタミン薬やサプリメントの使用を考慮することを勧めています。

運動指導

ガイドラインでは骨粗鬆症に対する運動指導として、骨密度を上昇させるために有酸素荷重運動・筋力訓練を、脊椎の椎体骨折を予防するために背筋強化訓練、転倒を予防するためには筋力訓練・バランス訓練を推奨しています。

ガイドラインで紹介されている報告をご紹介します。骨密度については、閉経後に骨減少症・骨粗鬆症となった患者様が1日8000歩のウオーキングを週に3日以上の頻度で1年以上続けた場合、腰椎の骨密度が1・71％上昇（参考文献3）しました。また、1日30分のウオーキングと、週に2日以上、筋力訓練を行うことにより骨密度が維持されました。（参考文献4）。脊椎の椎体骨折予防については、閉経後女性に対し、週に5日、1日10回の背筋強化訓練を2年間のみ指導し、訓練開始10年後に評価を行った場合、対照群（上記をしていない群）と比較し、背筋力と腰椎骨密度が有意に高く、脊椎の椎体骨折発生率は有意に低い結果でした（参考文献5）。

転倒予防については、閉経後骨粗鬆症の患者様に対し、固有受容感覚訓練と大腿四頭筋訓練を週に2日、18週間行った場合、転倒リスクが低下しました（参考文献6）。

第3章

最新の知見による4種類の治療薬の選択法

骨粗鬆症の治療薬を選択するときの重要事項

骨粗鬆症の治療薬を選択する際には、骨密度増加効果より骨折抑制効果の方がより重要です。その理由は、骨粗鬆症の治療をする最大の目的が、骨折を予防することだからです。例え骨密度が増加したとしても転倒などが起きた際に折れてしまっては元も子もありません。また、「第1章　骨粗鬆症について」の「骨の強さは、骨密度だけではわからない」でご説明したように、骨密度が良くても、骨質が低下している可能性があります。ですから、骨折抑制効果を重視して治療薬を選択することが望ましいです。

最新の知見による治療薬の選択法：①脆弱性骨折の特徴から選択

脆弱性骨折には、70歳以下は脊椎の椎体骨折が起こりやすく、70歳以降は大腿骨近位部骨折が起こりやすいという特徴があります（参考文献1・2・3）。

そのため、70歳以下であれば脊椎の椎体骨折の抑制効果のある薬剤である活性型ビタミンD3薬のエルデカルシトール、ビスホスホネート薬のアレンドロン酸、リセドロン酸、ミノドロン酸、イバンドロン酸、ＳＥＲＭのラロキシフェン、バセドキシフェン、副甲状腺ホルモン薬のテリパラチド、抗ＲＡＮＫＬ抗体薬のデノスマブが望ましく、70歳以上であれば大腿骨近位部骨折の抑制効果があるアレンドロン酸、リセドロン酸、デノスマブが望ましいといえます。

70歳以下の患者様の場合については「第2章　骨粗鬆症のガイドラインについて」でご説明したように、かなり稀ですが顎骨壊死や非定型大腿骨骨折などが発生することがあるため、アレンドロン酸、リセドロン酸、デノスマブの使用を避けてエルデカルシトール、ラロキシフェン、バセドキシフェンを勧めるという考え方がありますが、筆者は、70歳以下の患者様でも大腿骨近位部骨折が実際に発症しているため、脊椎の椎体骨折の抑制効果に加えて大腿骨近位部骨折の抑制効果も有するアレンドロン酸、リセドロン酸、デノスマブをメインの治療薬剤とし、後述するようにエルデカルシトールを併用する方が望ましいと考えています。

最新の知見による治療薬の選択法：②ビタミンDは採血で不足している場合、基本的に併用

ビタミンDは「第7章　ビタミンDの真実～食事より日光浴～」で詳しくご紹介しているように骨にとっては非常に重要な栄養素であり、ビタミンD不足は骨折に大きく影響するため、採血で貯蔵型ビタミンDである25（OH）Dが少ない場合には、ビタミンD製剤を併用することが望ましく、3種類のビタミンD製剤の中では最も評価が高いエルデカルシトールが最適といえます。

最新の知見による治療薬の選択法：③骨折の危険性の高い骨粗鬆症

骨粗鬆症には、骨密度がかなり低かったり、脆弱性骨折の数が多い「骨折の危険性の高い骨粗鬆症（重症骨粗鬆症とも呼ばれます）」というものがあり、文字通り骨折の可能性が通常の骨粗鬆症より高いわけですから、迅速かつ効果的に骨密度を増加させる必要があります。

そのような場合には、ガイドラインに記載されている全薬剤中で骨密度上昇効果が最も高い副甲状腺ホルモン薬（参考文献4）が適切と考えられます。「第2章　骨粗鬆症のガイドラインについて」の「骨粗鬆症のガイドラインからわかるお勧めの薬」で「何か大きな特徴がない限り」と説明しましたが、これがその大きな特徴です。

なお、副甲状腺ホルモン薬には、テリパラチド（遺伝子組み換え）とテリパラチド酢酸塩がありますが、テリパラチド（遺伝子組み換え）は、24か月（104週）時点の骨密度平均変化率は、腰椎で13・42％、大腿骨頸部で3・26％、大腿骨近位部で3・67％（参考文献5）であり、テリパラチド酢酸塩は、腰椎で9・9％、大腿骨頸部で3・3％、大腿骨近位部で2・8％（参考文献6）と、テリパラチド（遺伝子組み換え）の方が有効と言えます。

また、ガイドラインにはまだ記載されていませんが、ヒト化抗スクレロスチンモノクローナル抗体製剤であるロモソズマブは「骨折の危険性が高い骨粗鬆症」に極めて有効と考えられます。

最新の知見による治療薬の選択法：④２年間という短期間でベストな治療法

今までの話と異なり、２年間（24か月）という短期間に限定した報告になりますが、各種の治療薬による腰椎の骨密度増加と大腿骨近位部の骨密度増加の結果を比較した報告が２０１８年に発表されました。この報告では、ヒト化抗スクレロスチンモノクローナル抗体製剤のロモソズマブを12か月使用してから抗ＲＡＮＫＬ抗体薬のデノスマブに切り替えて12か月使用した結果が、ロモソズマブからビスホスホネート薬のアレンドロン酸への切り替え結果だけでなく、副甲状腺ホルモン薬のテリパラチドとデノスマブの併用結果、テリパラチド単独結果、デノスマブ単独結果、アレンドロン酸単独結果と比較し、最も優れた骨密度増加作用があったことが報告されました（参考文献７）。

そのため、２年間という限定した短期間での治療については、12か月でロモソズマブからデノスマブに切り替える治療法がベストと言えます。

第4章

最新の知見による治療薬の切り替え

骨粗鬆症薬の切り替えについて

骨粗鬆症薬は主に2つの状況で切り替え（逐次療法とも言います）をします。

1つ目の状況は、ある薬を選択して治療を行ったにもかかわらず、予想していたように骨密度が増加しない、あるいは脆弱性骨折が発症してしまった場合です。

2つ目の状況は、骨粗鬆症薬の一部の薬は一定期間しか使用することができないため、一定期間使用した後には、ほかの治療薬に切り替えなければならない場合です。具体的には、副甲状腺ホルモンであるテリパラチドは生涯で合計2年間しか使用することができませんので、2年間の使用後にはほかの治療薬に切り替えて治療を継続することになります。

ヒト化抗スクレロスチンモノクローナル抗体製剤のロモソズマブは少し特殊で、1年間使用した後に休薬し、1年間ほかの薬を使用すれば、再びロモソズマブを1年間使用できるようになります。

テリパラチドからの切り替え

テリパラチドを2年間使用した後には、ほかの薬に切り替える必要がありますが、その際には骨密度増加作用や骨折発生抑制効果を考慮して、通常はビスホスホネート薬のアレンドロン酸やリセドロン酸、抗ＲＡＮＫＬ抗体薬のデノスマブ、あるいは、ロモソズマブに変更します。

これら3つの薬の中では、ロモソズマブが最も骨密度増加作用が高く、次いでデノスマブ、アレンドロン酸・リセドロン酸の順となります（参考文献1～5）。

そのため、テリパラチドの切り替えにはロモソズマブ、あるいはガイドラインに従うのであればデノスマブが望ましいと言えます。

デノスマブからの切り替え

デノスマブを2年間使用した後、テリパラチドに切り替えた場合、腰椎の骨密度が6か月間低下し、大腿骨頸部と大腿骨近位部の骨密度は1年間低下し、切り替え時の骨密度に戻るまで2年を要したという報告があります（参考文献6）。そのため、デノスマブからテリパラチドへの変更は全く勧めません。

デノスマブを2年間使用した後、ロモソズマブに切り替えた場合、投与後6か月で腰椎の骨密度が上昇（参考文献7）したことが報告されています。

しかし、全く骨粗鬆症の治療薬を使用していない無治療の状態からロモソズマブを開始した場合や、ビスホスホネート製剤やテリパラチドからロモソズマブに切り替えた場合と比較をすると、デノスマブからロモソズマブに切り替えした場合には骨密度の上昇が芳しくない（参考文献8）ことも報告されているため、注意が必要です。

デノスマブは使用期間の制限がないため、長期間にわたり使い続けることが可能な薬ですので、以上の結果から、デノスマブは切り替えしない、あるいは切り替えるとしてもロモソズマブに限定した方が良いでしょう。なお、デノスマブからビスホスホネートへの切り替えについても、良い結果は得られていません。

ロモソズマブからの切り替え

ロモソズマブの使用期間は1年間であるため、投与開始後1年後にはかならず薬を切り替えなければなりません。

その際には、アレンドロン酸、デノスマブが望ましいことが報告されています。ロモソズマブを12か月使用した後、アレンドロン酸（注：日本での使用量より多い）を12か月使用した場合には、腰椎の骨密度の増加率が、13・7％から14・9％に増加（参考文献9）し、デノスマブを12か月使用した場合には13・1％から18・1％に増加（参考文献10）しました。しかし、これらの報告は24か月までの結果であるため、注意が必要です。

第5章

骨粗鬆症治療の落とし穴

医療機関で行われる治療は「薬の処方」のみ

２０１５年に作成された骨粗鬆症ガイドライン（参考文献１）は、エビデンスに基づいて公式に骨粗鬆症に使用される薬の有効性を示したという意味で画期的でした。

また、「骨折連鎖」や「くりかえし骨折」を防ぐための治療として、薬物療法、食事療法、運動療法に加え、骨折をしないための日常生活での注意・工夫を勧めていることは良いのですが、前述の通り、薬については約40ページも掲載されているにもかかわらず、食事や運動については、ともにわずか２ページしか掲載されなかったことは、残念です。

このことに象徴されるように、日本の医療機関での骨粗鬆症の治療は、「薬の処方」のみとなっており、食事や運動についての指導も行っている医療機関は極めて稀です。

医療機関で「薬の処方」しか行われない理由

医療機関で「薬の処方」しか行われない理由には大きく３つあります。

１つ目の理由は、医療機関で骨粗鬆症に対する食事や運動の指導を行っても保険算定が

できないからです。

そのため、収益にはならない食事や運動の指導は避けられる傾向にあると考えられます。これに対し、薬を処方した場合には処方箋料が算定できるほか、薬によっては指導管理料が算定できます。蛇足ですが、糖尿病は栄養や食事の指導で保険算定ができるため、多くの医療機関で積極的に指導が行われています。

2つ目の理由は、**時間が足りないから**です。日本は他の国と比較し、患者数に対する医師の数が少ないことが報告されています。

そのため、どうしても患者様1人に対する診療時間は短くならざるを得ず、薬に関する説明のみで手一杯となっていることが現状です。

3つ目の理由は、これが最も問題なのですが、**医師が「世界水準の適切な食事」を知らないから**です。**医師は病気の専門家**であって食事や運動の専門家ではないということです。

もちろん、農林水産省が公表している「食事バランスガイド」（参考文献2）については多数の医師が知っているでしょうが、残念ながら、この**「食事バランスガイド」自体が「世界水準の適切な食事」と著しく異なっているため**、参考にすることは望ましくありません。

どのように異なっているかは、本書の全体を通してご説明しておりますので、本書を読み終える頃には、どのように異なっているかをご理解いただけると思います。

骨粗鬆症には、薬だけでは不十分

ここで、とても大切なことがあります。それは、**骨粗鬆症には、薬だけでは不十分**ということです。詳しくは「第9章　骨粗鬆症の真実のまとめと『7つの叡智®』」の「誰も指摘していない、最も重要な骨粗鬆症の真実」でご説明しています。厚生労働省も、厚生労働省生活習慣病予防のための健康情報サイトで、食事や運動が大切であることは説明（参考文献3～5）しており、ガイドライン（参考文献1）でも食事や運動が大切なことは記載されてはいます。

食事の情報は間違いだらけ

そしてここで、さらに大切なことがあります。それは、農林水産省、厚生労働省、ガイ

ドライン、骨粗鬆症の治療用のパンフレット、骨粗鬆症関連の書籍などに記載されている食事に関する情報は正しくないということです。

非常に驚かれた方が大半だと思いますが、**真実です。**また、様々な日本のメディアから発信されてきた情報にも正しくないものが多々あります。

まずは厚生労働省、農林水産省、ガイドラインの食事の内容をお伝えします。

厚生労働省生活習慣病予防のための健康情報サイトでは、「骨粗鬆症の予防のための食生活」（参考文献4）というタイトルで、

○1日3回の規則正しく、バランスのとれた食事をとりましょう
○バランスのとれた食事とは、主食（ごはん・パン・麺）、副菜（野菜・キノコ・芋・海藻料理）、主菜（肉・魚・卵・大豆料理）のそろった食事
○適量の牛乳・乳製品をとりましょう
○牛乳・乳製品は、カルシウムの供給源としてその含有量だけでなく、吸収率においてすぐれた食品です

と記載しています。

農林水産省が発行している「食事バランスガイド」（参考文献2）では、
○主食として、ごはん・パン・麺などを5～7サービング
○副菜として、野菜・キノコ・芋・海藻料理などを5～6サービング
○主菜として、肉・魚・卵・大豆料理などを3～5サービング
○牛乳・乳製品を2サービング
○果物を2サービング
を勧めています。

※サービングは食事の提供量の単位であり一食分として食べる量のこと

ガイドラインについては、「第2章　骨粗鬆症の治療ガイドラインについて」でご説明したように、タンパク質として、肉、魚、卵、豆、牛乳・乳製品を勧めており、骨粗鬆症の治療用のパンフレットや骨粗鬆症関連の書籍などでは、「牛乳は骨を強くするので、牛乳や乳製品をたくさん摂取しましょう」と書かれています。

日本で推奨されている食事の内容は、これらの情報が基準になっています。

しかし、世界には、これらと内容が著しく異なる食事を推奨していた国があります。

その代表が、**少し前のアメリカ合衆国です**。詳細は「第6章　動物性タンパク質や牛乳は、骨を脆くする」の「健康の先進国だったアメリカ合衆国」で詳しく説明します。

運動についての基準は低すぎる

ガイドラインは運動の有用性を認めていますが、そこで紹介されている内容は、正直、運動強度の高いものではありません。骨粗鬆症のほかに内科疾患などに罹患してしまい、ある程度しか動くことができない状態であれば、これらの運動強度でもやむを得ないとは思います。

しかし、骨粗鬆症という診断にはなってしまったものの、まだまだ若くて体力もある方などは、**この運動強度では物足りない**でしょう。

診断を契機に健康のために体力増進を図っていこうと考えても、どのような運動をすれば良いかの回答は、ガイドラインからは得られません。つまり、**もっと元気な方にも有用な運動の基準を啓蒙することが望ましい**ということです。

本書の「第12章　7つの叡智®『5．最上の薬』」では、世界的な運動の基準や最大心拍数による適切な運動強度について詳しく解説しています。

第6章

動物性タンパク質や牛乳は、骨を脆くする

大腿骨近位部骨折は、国により発生率が大きく異なる

日本に住んでいると、なかなか世界には目が向かないかもしれません。

しかし、世界の国の状況を把握することは、多くの示唆を与えてくれます。実際、医学や健康に関する疫学はかなり進んでおり、重要な情報をわれわれに教えてくれます。

実は、**大腿骨近位部骨折は、世界中で同じような頻度で発生しているわけではありません。**多くの疫学研究により、大腿骨近位部骨折の発症頻度の高い国、中くらいの国、低い国があることがわかっており、またどのような要素との関連性が高いかもわかっています。

その要素とは、いったい何でしょうか？

動物性タンパク質を多く食べるほど、大腿骨近位部骨折がかなり発症しやすい

大腿骨近位部骨折と関連する要素の1つ目は、**動物性タンパク質**です。

ここでは2つの報告をご紹介します。1つ目はAbelowらが、1992年に14の国と

地域での動物性タンパク質の１日の摂取量と大腿骨近位部骨折の発症数（国民10万人当たり）の関係を調査したものです（参考文献１）。

その結果、**動物性タンパク質の1日の摂取量が増えると大腿骨近位部骨折の発症数が増えていること**がわかりました。相関係数は０・66ですので、**中程度の正の相関があると**いうことになります。わかりやすく言うと、**動物性タンパク質を多く摂取している国や地域では、大腿骨近位部骨折が発症しやすい**ということです。

ここで大切なことは、**動物性タンパク質に対する警鐘が約30年前に世界では公開され、これらの報告を契機にして食事についての考え方が大きく変化した**にもかかわらず、残念ながら**日本ではこの報告が生かされることはなかった**ということです。

２つ目は、Frassettoらが２０００年（参考文献２）に、先の報告（参考文献１）よりさらに大規模に、33の国と地域での動物性タンパク質の１日の摂取量と大腿骨近位部骨折の発症数（国民10万人当たり）の関係を報告したものです。

【表３】がその結果ですが、**動物性タンパク質の1日の摂取量が増えると大腿骨近位部骨折の発症数が増えて**おり、相関係数は０・82ですので、**強い正の相関**があります。わかりやすく言うと、先の報告（参考文献１）と同様に、**動物性タンパク質を多く摂取してい**

る国や地域では、大腿骨近位部骨折がかなり発症しやすいということです。

ここで大切なことは、この報告は**33もの国と地域**を対象としたことです。

さらに言うと、東アジア、東南アジア、西アジア、アフリカ、ヨーロッパ、北アメリカ、南アメリカ、オセアニアという、**南極大陸以外のすべての大陸や地域のデータ**であるということです。

骨粗鬆症に関する骨折の報告の中には、例えば日本という1つの国だけの報告や、少ない国数においての報告などがありますが、そのような報告と比較し、33の国と地域で、かつほぼすべての大陸を網羅していることは**著しく信頼性が高い研究**と言えます。

もし、この報告に反論する際には、33以上の国と地域で、かつほぼすべての大陸からの結果でなければ比較に値しません。そういった意味で、**この報告は最も信頼性が高い**と言え、**動物性タンパク質を多く摂取している国や地域では、大腿骨近位部骨折が発症しやすい**という結果は他の追随を許さないほど確実性の高い結果です。

植物性タンパク質を多く食べるほど、大腿骨近位部骨折が比較的発症しにくい

大腿骨近位部骨折と関連する要素の2つ目は、**植物性タンパク質**です。
【表4】は同じ報告からの引用ですが、33の国と地域での植物性タンパク質の1日の摂取量と大腿骨近位部骨折の発症数（国民10万人当たり）の関係を示しています（参考文献2）。**植物性タンパク質の1日の摂取量が増えると大腿骨近位部骨折の発症数が減少しており**、相関係数は－0.37ですので、**非常に弱い負の相関**となります。わかりやすく言うと、**植物性タンパク質を多く摂取している国や地域では、大腿骨近位部骨折が比較的発症しにくい**ということです。

動物性タンパク質に対する植物性タンパク質の割合が低いほど、大腿骨近位部骨折がかなり発症しやすい

大腿骨近位部骨折と関連する要素の3つ目は、**動物性タンパク質に対する植物性タンパク質の割合**です。【表5】は同じ報告からの引用ですが、33の国と地域での動物性タンパク質に対する植物性タンパク質の1日の摂取量の割合と大腿骨近位部骨折の発症数（国民10万人当たり）の関係を示しています（参考文献2）。

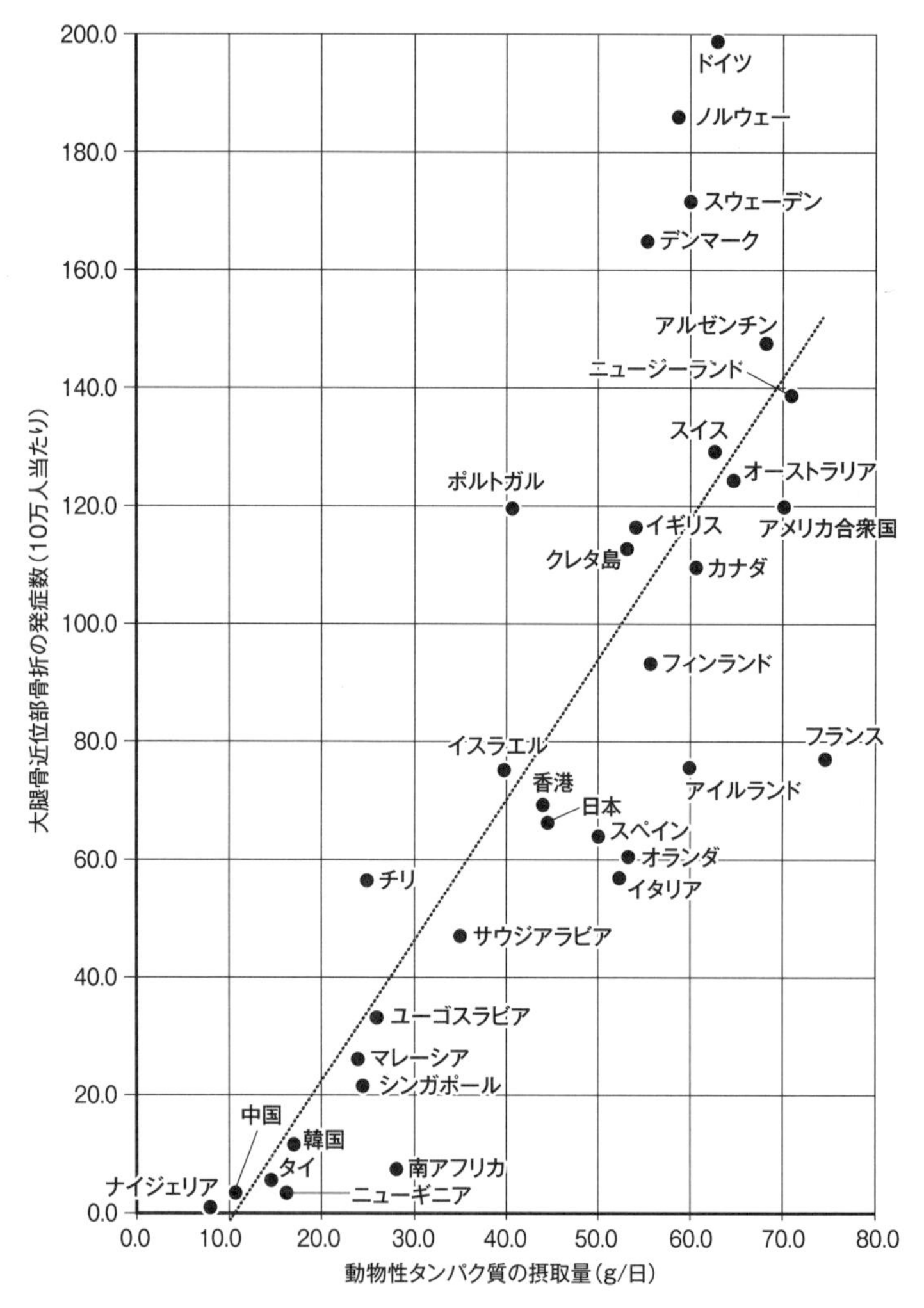

表3：動物性タンパク質の摂取量が増えると、大腿骨近位部骨折の
発症頻度が増加する（参考文献2）

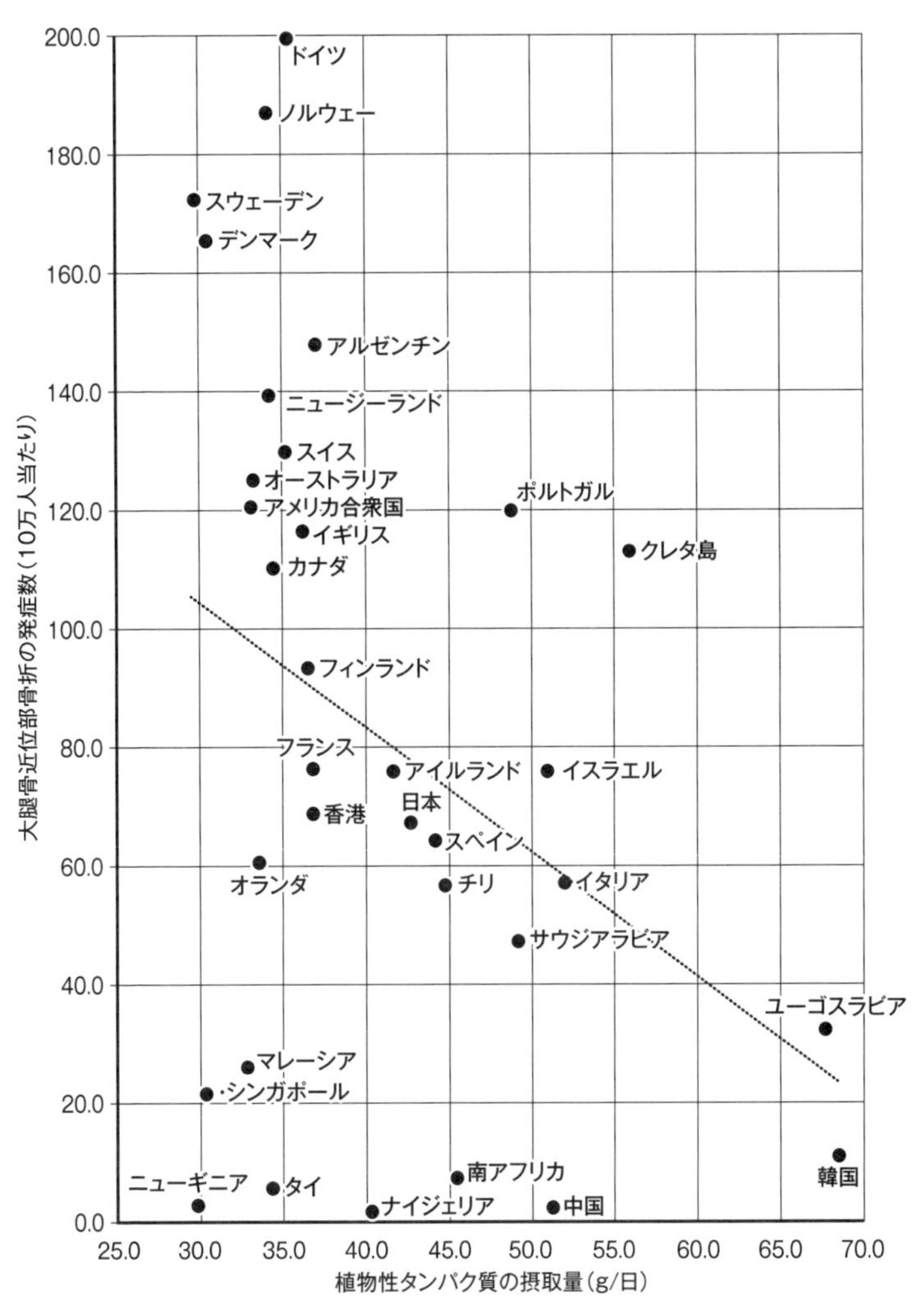

表4：植物性タンパク質の摂取量が増えると、大腿骨近位部骨折の
発症頻度が低下する（参考文献2）

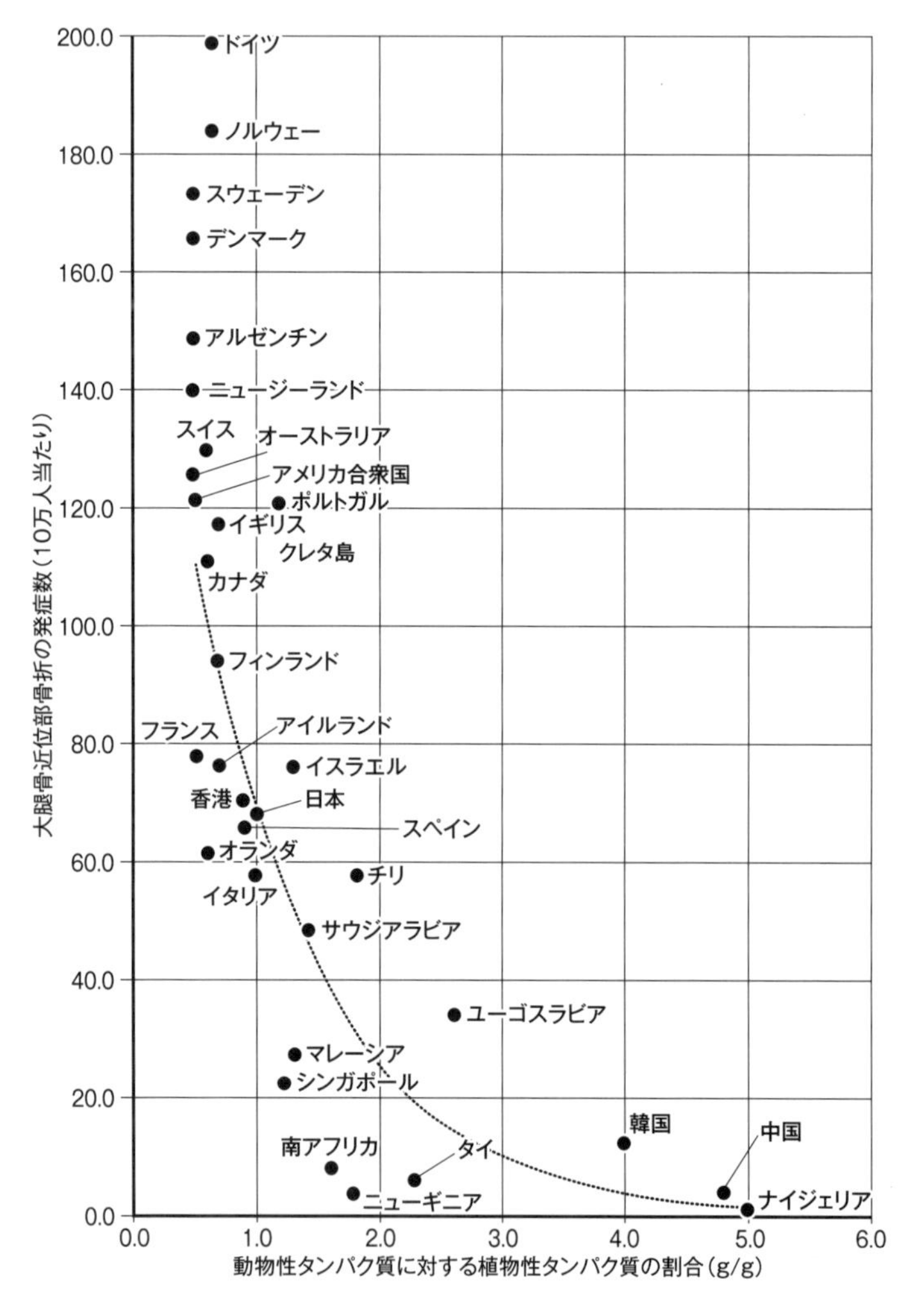

表5：動物性タンパク質に対する植物性タンパク質の割合が高いほど
大腿骨近位部骨折の発症頻度が低下する（参考文献2）

動物性タンパク質に対する植物性タンパク質の割合が高いと大腿骨近位部骨折の発症数が減少しており、相関係数は－0・84ですので、強い負の相関があります。わかりやすく言うと、動物性タンパク質に対する植物性タンパク質の割合が高い国や地域では、大腿骨近位部骨折がかなり発症しにくいということになり、裏を返すと、動物性タンパク質に対する植物性タンパク質の割合が低い国や地域では、大腿骨近位部骨折がかなり発症しやすいことになります。

牛乳を飲むほど大腿骨近位部骨折が発症しやすくなる

大腿骨近位部骨折と関連する要素の4つ目は、牛乳です。日本では「牛乳を飲むと骨が強くなる」と信じている方がかなり多いようです。

確かに、かなり前になりますが「牛乳を飲んで骨を強くしましょう」という旨のテレビコマーシャルが放映されていたことを記憶しています。

また、これは現在の話ですが、農林水産省の「食事バランスガイド」（参考文献3）、厚生労働省　生活習慣病予防のための健康情報サイト（参考文献4）、骨粗鬆症のガイドライン（参考文献5）、骨粗鬆症関連のほぼ全ての書籍に至るまで、食事として牛乳や乳製品を勧めており、「日本の常識」となっています。

しかし、**真実は真逆で、牛乳は骨粗鬆症を助長します。**

その根拠の1つ目は、**牛乳の摂取量が多いと、実際に大腿骨近位部骨折や橈骨遠位端骨折のリスクが上昇する**（参考文献6）こと、2つ目は、**牛乳は動物性タンパク質の宝庫であるため、大腿骨近位部骨折が発症しやすくなる**（参考文献1・2）こと、3つ目は、牛乳はカルシウムを豊富に含みますが、**カルシウムを多く摂取すると大腿骨近位部骨折が増えることが示されている**（参考文献7）ことです。

「ハーバード・ナーシーズ・ヘルス・スタディー（The Harvard Nurses' Health Study）」と呼ばれている報告があります（参考文献6）。

これは、アメリカ合衆国のハーバード大学医学部が実施したもので、34～59歳の女性、7万7761人を対象とし、1980年から12年間調査を行い、牛乳の摂取量が多い場合、**大腿骨近位部と橈骨遠位部の骨折リスクが下がることを期待して行った研究ですが、結果は真逆となりました。**

具体的には、1日2杯以上牛乳を飲む女性は、1週間に1杯未満しか牛乳を飲まない女性に比較し、大腿骨近位部骨折の骨折リスクは1・08、橈骨遠位部骨折の骨折リスクは1・12と、**牛乳の摂取量が多いほど、むしろ骨粗鬆症による骨折の危険は高くなること**が示されました。

わかりやすく言うと、**牛乳は骨粗鬆症による骨折の危険を助長する**ということです。

この研究は、**7万7761人という多い人数**を対象とし、**さらに同じ対象者で12年間もの間の追跡調査をした**ということで、**画期的かつ説得力のある研究**ですので、**かなり高い信頼性**があります。

骨折を予防するためにはカルシウムをたくさん摂取しなければならないという考えが、かなり以前から今に至るまで、世界中で広く信じられており、日本だけでなく世界中で、「骨折を予防するためカルシウムを多く含む食品をたくさん食べましょう」、「足りないカルシウムはサプリメントなどで摂取しましょう」などという話が流布しています。

しかし、これは**明らかに誤り**です。長期間にわたりハーバード大学の教授をしていたHegstedは、1986年に、10の国と地域の調査を行い、**カルシウム摂取量が高いほど、大腿骨近位部骨折が発症しやすくなる**ことを報告しています（参考文献7）。

つまり、ここでも**真実は真逆**だということです。現在では、**カルシウムを摂取しすぎる**

とビタミンDの腎臓での代謝が低下する結果、もっとも活性が高いビタミンDである活性型ビタミンDの生成が低下することがわかっています。詳しくは「第8章　カルシウム神話の崩壊」でご説明します。

このように、動物性タンパク質とカルシウムの両方を豊富に含んだ唯一の食材である牛乳（参考文献8）は骨にとって最も危険な食材ということになります。

動物性タンパク質で骨が脆くなる理由①：酸性物質を産生する

これまで、動物性タンパク質の摂取量が多い、動物性タンパク質に対する植物性タンパク質の割合が低い、牛乳の摂取量が多い場合に、大腿骨近位部骨折が発症しやすくなるという話の証拠についてお伝えしてきました。

この驚愕の事実を知ったあとで皆様が思われることは、「でも理由はわかっていないのでしょう？」ではないでしょうか。実は、わかっています。そして、その理由の1つは、約30年も前から既に世界で公開されています。

動物性タンパク質は植物性タンパク質と比較すると、代謝の結果として、より多くの酸性の物質を生み出します（参考文献9）。

このことに関してAbelowは1992年という約30年も前に、動物性タンパク質は植物性タンパク質と比較し、硫黄を含んだアミノ酸が多いため、代謝の結果、硫酸となり体内が酸性に傾いてしまうため、骨を分解することで中和し、その結果、骨粗鬆症となると説明しています（参考文献1）。

この記載について現代の知識で補足をします。硫黄を含んだアミノ酸とは含硫アミノ酸のことで、メチオニンやシステインのことです。ヒトの体にはホメオスタシスといって生存のためにpHを7・4付近に厳密にコントロールする能力があります。

体内に酸性の物質が増える、つまりpHが7・4より小さい値になると、ホメオスタシスが働き、なんとか7・4に戻そうと頑張ることになります。

酸性を中和するためには必ずアルカリ性の物質が必要なため、体のどこかからアルカリ性の物質を動員する必要があります。

その際に使用されるものがカルシウムで、カルシウムの99％は骨に存在します。そのため、骨を壊すことでアルカリ性の物質を生成し中和を行うため、結果、どんどん骨が壊されることになります。またその際に、余ったカルシウムは尿から排出されてしまいます

（参考文献10）。

具体的には55ｇ／日の動物性タンパク質を食べている状態から、さらに34ｇ／日の動物性タンパク質を追加し、合計89ｇ／日の動物性タンパク質を摂取した場合、速やかに尿中のカルシウム濃度が上昇したことが報告されています（参考文献11）。

一時的に多量の動物性タンパク質を摂取するだけであれば骨への影響は限定的でしょうが、日常的に多くの動物性タンパク質を摂取している場合、日常的に骨を壊さなければならないため、その結果、骨は脆くなり、骨粗鬆症となり、大腿骨近位部骨折などが発症しやすくなることになります。

動物性タンパク質で骨が脆くなる理由②：活性型ビタミンＤの生成を阻害する

前述のように、動物性タンパク質は、代謝により酸性の物質を生成しますが、このことが腎臓で行われている貯蔵型ビタミンＤである２５（ＯＨ）Ｄから活性型ビタミンＤである１，２５（ＯＨ）２Ｄへの化学反応を阻害する（参考文献12）ことです。

「第７章　ビタミンＤの真実～食事より日光浴～」で詳しくご説明しますが、活性型ビタミンDはビタミンDのほぼすべての薬理作用を担っているため、動物性タンパク質により活性型ビタミンDの生成が阻害されることは、骨にとっては相当のマイナスとなり、結果、骨が脆くなってしまいます。

健康の先進国だったアメリカ合衆国

それでは、ここでアメリカ合衆国の事例をご説明します。なお、多くの日本人の方は、アメリカというと、太っている人が多くてファーストフードばかり食べている不健康な国という印象を持っているでしょう。実は、**少し前のアメリカはむしろ日本より健康の意識が高い健康先進国**でした。

以前、具体的には30～40年前のアメリカは、今の日本と同じく、加工食品、動物性食品が食事の大半を占め、自然の植物由来のもの、特に野菜が非常に不足している不健康な国でした。

しかし、1991年の『責任ある医療を推進する医師会』が従来の四大基礎食品グループである「肉・乳製品・穀物・野菜と果物」から新四大食品グループである「**穀物・野**

菜・豆類・果物」への転換をすすめ、同年に『5 A DAY』キャンペーンという、従来の動物性食品（肉・卵・牛乳・乳製品）中心の食事を改め、米国政府のフードピラミッドが示す1日最低5サービングの果物、野菜を摂ることを推奨しました。

農務省と保健社会福祉省により1980年に開始され、その後、5年ごとに改訂される『ダイエタリー・ガイドライン』では1995年度改訂版で、がん、心臓病、脳卒中、糖尿病、肥満などを防ぐためには、食事は全粒穀物、豆類、野菜、果物を中心にすることを強調し、「健康を維持し、様々な病気を予防するために必要な栄養は、果物、野菜、穀物、ナッツや種子類といった食事で十分まかなうことができる」と報告しました（参考文献13）。

2000年度改訂版では、「果実と野菜に合わせて精製されていない全粒穀物、豆類、ナッツ、種子で食事を構成すること、動物性食品を食べる場合には肉より魚を選ぶこと、肉を食べる場合には脂肪のないところをフレーバー程度に食べること」を推奨しました。

さらに、2005年度改訂版では、「牛乳・乳製品、肉、魚、卵などを摂取しなくても、必要な栄養は十分摂取できる」ことを示し、果物、野菜の摂取をもっと増やすこと、穀物は全粒穀物に変えることを強調しました（参考文献13）。

これらは、日本の「食事バランスガイド」（参考文献3）と明らかに異なる内容です。

動物性タンパク質神話・牛乳神話は、既に崩壊している

本章をここまで読まれた方は、「動物性タンパク質や牛乳は骨を脆くし、骨粗鬆症の原因となり、大腿骨近位部骨折が発症しやすくなる」ことの根拠や理由が、学術的に高い信頼性の報告に裏付けられており、論理も矛盾なく明快であることを十分にご理解いただけたと思います。つまり、「動物性タンパク質神話・牛乳神話は、既に崩壊している」ことは明らかです。

しかしながら、この明白な真実に異論を唱える人々が多くいます。それらの人々は決まって「動物性タンパク質や牛乳が骨に悪い影響を与えるという報告は存在しない」と唱えますが、本書や人類の叡智の結晶と呼べる「玉」の書籍では、明確に証拠となる報告を提示して詳細に解説し、この異論が間違いであることを証明しています。

実際、日本に住んでいる皆さんの多くは、本書に出会うまで本章でご紹介した真実について知らなかったと思います。それは、異論を唱える人々の数が多く、さらに声も大きい

ため、異論の方が身近だったことが1つの原因と思われます。

名著のご紹介と謝辞

この章のラストに、アメリカ合衆国から刊行されている名著をご紹介するとともに、謝辞を申し上げます。その名著とは、著者がT・コリン・キャンベル、トーマス・M・キャンベル両氏、邦訳者が松田麻美子氏による**『葬られた「第二のマクガバン報告」中巻　あらゆる生活習慣病を改善する「人間と食の原則」』**（参考文献8）です。

この名著は、上巻、中巻、下巻の3部作となっていますが、全ての巻で、健康に対して非常に重要な見識と「真実」を教示しており、筆者が『7つの叡智®』として古今東西の叡智をまとめ上げ、広く公開する契機となった最も重要な書籍の1つです。そのため、本書は全体を通じてこの名著の影響を強く受けており、特に本章はこの名著を多分に参考にさせていただきました。この場を借りて著者、邦訳者そしてこの名著に深謝申し上げます。

第7章

ビタミンDの真実〜食事より日光浴〜

人間はビタミンDを体内で生成できる

人間はビタミンDを体内で生成することができます。そういった意味ではビタミンDはビタミンというよりホルモンに近いと言えます。人間の皮膚にはビタミンDの前駆体であるプロビタミンD$_3$があり、日光に含まれているUV－B波という紫外線が当たることによりプレビタミンD$_3$になります。

これが体温などでビタミンD$_3$となり、肝臓で代謝されて貯蔵型ビタミンDである25（OH）Dとなり、さらに腎臓で代謝されて活性型ビタミンDである1，25（OH）2Dとなります。

数種類のビタミンDのうち、ほとんどの薬理作用を有しているのは活性型ビタミンDで、小腸からのカルシウムやリンを吸収、尿や便へのカルシウム排泄、骨へのカルシウム貯蔵量をコントロールしています。

活性型ビタミンDは貯蔵型ビタミンDの約1000倍の活性を持っていますが、活性型ビタミンDは6～8時間で不活化することに対し、貯蔵型ビタミンDは20日以上も活性が持続します（参考文献1）。

つまり人間の体は基本的にビタミンDを貯蔵型ビタミンDとして保存しておいて、必要時には速やかに腎臓で代謝を行い、活性型ビタミンDを生成し、活用しているということです。

ビタミンDは測定可能

ビタミンDの量、正確には貯蔵型ビタミンDである25（OH）Dの量を現在では採血で容易に測定できる（医療機関であれば健康保険で可能）ようになっており、これにより**体内のビタミンDの充足度**を評価することができます。具体的には、25（OH）Dの濃度が30ng/mℓ以上であればビタミンDは充足、20〜30ng/mℓであればビタミンDは不足、20ng/mℓ未満であればビタミンDは欠乏していると判断します。

ビタミンDに対しては食事より日光浴の方がはるかに重要

先ほど、人間は皮膚に日光に含まれているUV－B波という紫外線を受けることにより、ビタミンDを生成できることを紹介しました。ビタミンDのもう1つの入手経路は食事ですが、骨粗鬆症関連の書籍などは、食事によるビタミンDのことばかり説明しています。

いったい、日光浴と食事はどちらの方が重要なのでしょうか。

答えは、**「ビタミンDに対しては食事より日光浴の方がはるかに重要」**です。

実は、人間はビタミンDの少なくとも80%を日光浴により体内で生成し、残りの20%以下を食事から摂取していると言われています。ですから、日光浴を疎かにしてビタミンDを頑張って食事やサプリメントから摂取しようとしても、20%から少し増える程度で、日光浴からの80%には到底、及びもつきません。

また、ビタミンDは**日光を浴びるだけですべて充足させることができるという報告**もあります（参考文献1）ので、やはり食事より日光浴の方がはるかに重要です。

さらに、前述のように人間は貯蔵型ビタミンDである25（OH）Dを20日間保存しておくことができるので、**日頃から日光浴を行うことで、多くの貯蔵型ビタミンDを貯めておくことができます。**

日光浴の目安・方法

それでは、どのくらい日光浴を行えば良いのでしょうか。日光にあたり皮膚が赤くなるまでの時間の1/4の時間を3〜4回/週、あてることで足りるという報告（参考文献2）もありますが、ビタミンDの生成に必須であるUV-B波という紫外線は、季節、天候のほか、大気汚染、皮膚の色などに容易に影響されるので、1つの目安と考えてください。

次は、どのようにして日光浴をすれば良いのでしょうか。それはやはり、**外で運動しながら日光浴もすることが**一番でしょう。「第12章　7つの叡智®『5. 最上の薬』」で詳しくご紹介しているように、運動も骨にとって非常に重要です。ですから、外で運動しながら日光浴をすることは、まさしく一石二鳥です。

日光浴の重大な問題、日焼け止めクリーム

このように、日光浴は骨にとって非常に重要です。しかし、現在は大きな問題が生じて

います。それは、特に女性を中心として、紫外線予防の日焼け止めクリームを過度に使用するあまり、十分なビタミンDを体内で生成することができない（参考文献3）結果、骨粗鬆症になってしまうおそれがあることです。

日焼け止めクリームには、ＳＰＦとＰＡという数値があり、ＳＰＦは、Sun Protection Factorの略でＵＶ－Ｂ波を防ぐ効果を数値で表しており、紫外線を浴びてから皮膚が赤くなるまでの時間を、１ＳＰＦあたり２０分程度遅らせることができることを示しています。そのため、ＳＰＦ５０であれば、20×50＝１０００分程度遅らせることが可能となります。なお、ＰＡは、Protection Grade of UVAの略で、ＵＶ－Ａ波を防ぐ効果を意味します。

ＳＰＦの数値が高い日焼け止めクリームを使用した場合、日光浴をしたとしてもＵＶ－Ｂ波が防がれているため、ビタミンＤは十分には生成できないことになり、ビタミンＤが欠乏することは明白で、その結果、骨粗鬆症となってしまうことは大いに想定できます。

ビタミンDを摂取するなら、薬やサプリメントではなくキノコ類から

さまざまな理由で、ビタミンDが不足することはあると思います。

その際には、薬やサプリメントではなく、食事からの摂取が最も自然です。ビタミンDが豊富な食材として、ガイドライン（参考文献4）のほか、一般的な栄養学の書籍や骨粗鬆症関連の書籍は、魚類とキノコ類を勧めています。

しかし、「第6章　動物性タンパク質や牛乳は、骨を脆くする」で詳しくご説明したように**動物性タンパク質は骨を脆くし、骨粗鬆症となり、大腿骨近位部骨折などを起こしやすくなるため**、魚類はお勧めしません。ジョエル・ファーマン氏が『100歳まで病気にならないスーパー免疫力』（参考文献5）で提唱している「スーパーフード」である**キノコ類**をお勧めします。

第8章

カルシウム神話の崩壊

ガイドラインなどのカルシウムの推奨摂取量

カルシウムは重要な栄養素で、骨の主成分です。また、体内ではカルシウムの99％は骨に存在しています。さらに、カルシウムは体内で生成することができないため、外から食べ物として摂取する必要があります。

ガイドライン（参考文献1）では、カルシウムの1日の推奨摂取量は700〜800mg、「日本人の食事摂取基準2020年版」（参考文献2）では、カルシウムは、成人男子は750〜800mg、75歳以上の男子は700mg、成人女性は650mg、75歳以上の女性は600mgが推奨されています。

「日本人はカルシウムが不足している」は全くの的外れ

ガイドライン（参考文献1）では明記されてはいませんが、骨粗鬆症関連の多くの書籍では、「日本人はカルシウムが不足している」という記載がされています。

そしてその原因の1つ目は水の違いであり、「日本の水は軟水だからカルシウムが多いヨーロッパの硬水と比較してカルシウム摂取がどうしても少なくなってしまう」と論述されています。原因の2つ目は、日本はカルシウムが豊富な牛乳などの乳製品の摂取量が欧米と比較して、牛乳は1／4、バターは1／7、チーズは1／10と格段に少ないことを挙げ（参考文献3）、牛乳やヨーグルト、チーズなどの乳製品を意識的に食べるように指導しています。

なお、農林水産省が作成した「食事バランスガイド」（参考文献4）でも乳製品の摂取が勧められています。しかし、「日本人はカルシウムが不足している」という**指摘自体が実は全くの的外れ**です。次にその根拠をご説明します。

カルシウムを多く摂取すると大腿骨近位部骨折が発症しやすくなる

1つ目の根拠は、「第6章　動物性タンパク質や牛乳は、骨を脆くする」で一度ご紹介していますが、Hegstedは、1986年に、アメリ合衆国、イギリス、オランダ、スウェーデン、フィンランド、ユーゴスラビア、香港、シンガポール、エルサレム、ニュージーランドという10の国と地域の調査を行い、**1日のカルシウム摂取量が高いほ**

ど、**大腿骨近位部骨折が発症しやすくなる**ことを報告しています（参考文献5）。つまり、現実には、**カルシウムを摂取するほど骨折が起きている**ということです。

2つ目の根拠は、「第6章　動物性タンパク質や牛乳は、骨を脆くする」で、Frassettoらの報告を表3〜5（参考文献6）としてご紹介しましたが、これらの結果からは、日本の大腿骨近位部骨折の発症頻度は、ドイツ、スウェーデン、ノルウェー、デンマーク、スイス、オーストリアなどの**「硬水」であるヨーロッパの国々より低いこと**がわかります。つまり、**実際には、カルシウムが多い「硬水」**より**「軟水」の国や地域の方が骨折が少ない**ということです。

3つ目の根拠をご紹介します。同じく「第6章　動物性タンパク質や牛乳は、骨を脆くする」でご紹介した「ハーバード・ナーシーズ・ヘルス・スタディー（The Harvard Nurses' Health Study）」です（参考文献7）。この研究は、米国のハーバード大学医学部が実施し、34〜59歳の女性（合計7万7761人）を対象とし、1980年から12年間調査を行い、「牛乳は骨粗鬆症による骨折の危険を助長する」という結論となりましたが、実は牛乳の消費量だけではなく、**1日のカルシウム摂取量**も評価しています。具体的には、1週間に1杯未満しか牛乳を飲まない女性の群は、1日のカルシウム摂取量が435±198mgで、1日2杯以上牛乳を飲む女性の群は、1202±367mgでしたが、結果は1日2杯以上の群は大腿骨近位部骨折の骨折リスクが1・08、橈骨遠位部骨折の骨折リスクが1・12で、**カルシウムの摂取量が少ない群よりカルシウムの摂取量が多い群の方が骨粗鬆症による骨折の危険が高い**という結論になりました。

以上、3つの根拠から、「日本人はカルシウムが不足している」という指摘自体が、いかに的外れであるかがご理解いただけたことと思います。

血液中のカルシウムの量の調節

前述のように活性型ビタミンDは、小腸からのカルシウムやリンを吸収、尿や便へのカルシウム排泄、骨へのカルシウム貯蔵量をコントロールするという作用があり、ホメオスタシスといって、副甲状腺ホルモンやカルシトニンなどのホルモンと協同して人間の体内のカルシウム濃度を厳密に8・6～10・2mg/dLにコントロールしています。

具体的には、血液中にカルシウムの量が多い場合には、甲状腺から分泌されたカルシトニンが骨に作用し、骨吸収を抑制することで、血液中へのカルシウムの放出を抑制します。さらに、活性型ビタミンDの活性を低下させることで、カルシウムの小腸からの吸収を低下させ、多くのカルシウムを尿から排泄するようにします。

反対に、血液中にカルシウムの量が少ない場合には、あらかじめ生成されていた副甲状腺ホルモンを分泌させることにより、腎臓や小腸からのカルシウムの吸収を促進させ、また、骨吸収により血液中へのカルシウムを放出させ、血液中のカルシウムの量を増加させます。さらに副甲状腺ホルモンは腎臓の代謝酵素を活性化し活性型ビタミンDの生成を促進し、カルシウムの小腸からの吸収を増加させつつカルシウムの尿からの排泄を抑制することによっても血液中のカルシウムの量を増加させます。

カルシウムを多く摂取しても体外へ排泄されるだけ

上記のホメオスタシスの反応は一見、理にかなっています。しかし、牛乳などの乳製品の積極的な摂取などによりカルシウムの摂取量が必要以上に多い状態が続いてしまうと、貯蔵型ビタミンDである25（OH）Dから活性型ビタミンDである1，25（OH）2Dを生成する腎臓の代謝酵素の活性が低下してしまうことで活性型ビタミンDの生成が低下している状態が続いてしまいます（参考文献8、9）。その結果、カルシウムの小腸からの吸収が低下し、尿や便へのカルシウム排泄が続く状態が持続してしまいます。

この状態は、カルシウムを摂取するために牛乳などの乳製品を摂取しているにもかかわらず、カルシウムの多くが体外へ排泄されている本末転倒の状態です。

つまり、**牛乳などの乳製品によりカルシウムを多く摂取しても、結局は体外へ排泄されるだけだということです。**

牛乳などの乳製品は、骨にとって三重に危険

牛乳などの乳製品はカルシウムを多く含みますが、前述のように多く摂取したところで体外へ排出されるだけです。そして、牛乳などの乳製品は動物性タンパク質であるため、「第6章　動物性タンパク質や牛乳は、骨を脆くする」で詳しくご説明したように、多く摂取することにより酸性物質を多く生成し、骨を壊してアルカリ性物質を新たに生成することで中和する結果、骨がどんどん脆くなります。「日本人はカルシウム摂取量が不足しがち」とよく言われますが、**実際はそうではなく、骨が壊された結果、カルシウムが**

減ってしまったということです。

また、カルシウムの摂取量が高いほど、大腿骨近位部骨折が発症しやすくなります。

さらに、同じく「第6章　動物性タンパク質や牛乳は、骨を脆くする」でお伝えしたように、動物性タンパク質は、代謝により酸性の物質を生成し、このことが腎臓で行われている貯蔵型ビタミンDである25（OH）Dから活性型ビタミンDである1，25（OH）2Dへの化学反応を阻害します（参考文献10）。このように**牛乳などの乳製品は骨にとって三重に危険な物質**なのです。

要するに、牛乳や乳製品からカルシウムを摂取しない方が良い

この章をここまで読んできて、皆様は複雑な思いとなっていることでしょう。

ただし、この章の内容は、あくまで、**牛乳などの乳製品が良くない**といっているだけです。**植物からカルシウムを摂取する**のであれば、それほど骨にとって悪影響はないと思われます。その理由は、そもそも**植物はそれほど多くのカルシウムを含んでいない**からです。また、**植物性タンパク質は代謝の際に多くの酸性物質を生成しないため、中和のため**

の骨の吸収も少ないと考えられます。ですから、カルシウムを摂取するには植物からが良いでしょう。

カルシウム神話も、既に崩壊している

本章より、「カルシウムを多く摂取すると大腿骨近位部骨折が発症しやすくなる」こと、また、「カルシウムを多く摂取しても体外に排泄されるだけ」だということが、十分にご理解いただけたと思います。

つまり、「**カルシウム神話も、既に崩壊している**」ということです。

しかしながら、「第6章　動物性タンパク質や牛乳は、骨を脆くする」の「動物性タンパク質神話・牛乳神話は、既に崩壊している」で述べたことと同様に、**この真実に異論を唱える人々が多くいます。**それらの人々は決まって「**日本人はカルシウムが不足しているので、カルシウムが豊富で吸収されやすい牛乳をたくさん摂取すべきだ**」と唱えますが、**現実には牛乳を飲むほど大腿骨近位部骨折が発症しやすくなっている**ことや、カルシウム**摂取量が不足しているという指摘自体が間違いで、**実際には動物性タンパク質や牛乳の

過度な摂取により、体内に酸性物質が増えたため、中和しようとした結果、骨が壊されてカルシウムが減っていることは本書で解説したとおりであり、この異論は論理が崩壊しています。

カルシウム神話が崩壊していることも、日本に住んでいる皆さんの多くは、本書に出会うまで知らなかったと思いますが、それは同様に、異論を唱える人々の数が多く、さらに声も大きいため、異論の方が身近だったことが1つの原因と思われます。

第3部　骨粗鬆症に対する『7つの叡智®』

第9章

骨粗鬆症治療の真実のまとめと『7つの叡智®』

骨粗鬆症治療の真実のまとめ

ここで簡単にこれまでの「骨粗鬆症治療の真実」について列挙してみます。

1. 医療機関で行われる骨粗鬆症の治療は「薬の処方」のみだが、薬だけでは不十分
2. 動物性タンパク質を多く食べている国ほど、大腿骨近位部骨折が発症している
3. 動物性タンパク質に対する植物性タンパク質の割合が低いほど、大腿骨近位部骨折が発症しやすい
4. 牛乳を飲むほど大腿骨近位部骨折が発症しやすくなる
5. 動物性タンパク質や牛乳で骨が脆くなる理由は1990年代にすでに世界では公表されており、アメリカ合衆国などはその内容に沿った健康増進法を勧めていた
6. 動物性タンパク質神話・牛乳神話は、既に崩壊している
7. ビタミンDにとって最も重要なものは日光浴
8. 日焼け止めクリームは骨粗鬆症にとって非常に危険
9. 動物性タンパク質は活性型ビタミンDの生成を阻害することでも骨に悪影響を及ぼす

10. 「日本人はカルシウムが不足している」は全くの的外れ
11. カルシウムを多く摂取すると大腿骨近位部骨折が起きやすい
12. カルシウムを多く摂取しても体外へ排泄されるだけ
13. 牛乳などの乳製品は、骨にとって三重に危険
14. 牛乳などの乳製品からカルシウムを摂取しない方が良い
15. カルシウムを摂取するなら植物から
16. カルシウム神話は、既に崩壊している

以上です。

「骨粗鬆症治療の真実」は、おそらく皆様がこれまで聞いてきた、あるいは信じていた内容と「まさしく真逆」のものだったと思います。

ここで念を押しておきたいことがあります。それは、本書でこれまでご説明してきた内容は、**著者の思い込みではなく、世界に一般公開されおり、かつ、信頼性の高い情報であるということです。**

ちまたには、骨粗鬆症についての様々な話であふれており、まさしく玉石混淆（ぎょく

せきこんこう）の状態です。個人レベルの憶測や勘違いであれば、社会的にはそれほどの実害はないでしょうが、問題は、「専門家」と称している人物や集団が、「石」にしか値しない「少ない症例数に過ぎない報告」、「小さい地域に限定している報告」、「そもそも研究手法が適切でない報告」に基づいて、国全体など大きな社会の方向性を決めており、現在に至るまで続いていることです。

しかし、これらとは正反対に、「世界的な専門家や集団」が、研究者として真摯な姿勢で、「玉」に値する「数多くの国を対象とした大規模な報告」、「適切な研究手法に基づいた報告」をしていますので、本書はそのような報告の内容を根拠としています。

誰も指摘していない、最も重要な骨粗鬆症治療の真実

そしてここで、最も重要な骨粗鬆症治療の真実についてお伝えしたいと思います。

それは、「なぜ、骨粗鬆症の治療は薬だけでは不十分なのか?」という問いと、「なぜ、新型コロナウイルス下では骨粗鬆症の治療が上手くいかないのか?」という問いに対する答えとなる真実です。

この真実は、筆者の知る限り、**誰も気づいていない**ようです。ガイドラインでも、骨粗鬆症関連の書籍でも、学術集会でも、ニュースなどの報道番組でも一度も耳にしたことがありません。

ですから、これは**筆者の独自の考え**です。前述したように、本書の特徴は**世界に一般公開されている信頼性の高い情報**を根拠にしていることですから、これは例外です。

その最も重要な骨粗鬆症治療の真実の1つ目は、「骨折の危険性の高い骨粗鬆症の場合を除いて、現在の骨粗鬆症の主な治療薬であるビスホスホネート薬、抗RANKL抗体薬は、**骨吸収を抑制する作用はあるが、骨形成を促進する作用はない**」ということです。つまり、骨が壊れることはある程度防ぐことはできるけれど、骨を作ることはできないということです。

ここで重大な事実を追加してお伝えします。

それは、「**いくら薬で骨が壊れないようにしたとしても、新しく良い骨を作らない限り、骨は強く丈夫にはならない**」ということです。

わかりやすく、「お金」を例にして説明してみます。今、ある程度お金がなくて困っているためお金を増やしたいとします。解決策として、**お金をあまり使わないように節約したとします。**お金が減ることはある程度抑えられるので、ある程度は有効でしょう。しかしこの策では**お金が増えることはありません。**なぜなら、**お金が入ってきていないから**です。ですから望ましい解決策としては、**お金をあまり使わないように節約しながら、何かしらの方法でお金を得るようにする**ということになります。このことは十分ご理解いただけると思います。

骨粗鬆症も同じです。「お金」が「骨」に置き換わっただけです。「お金」を節約する、つまり骨吸収を抑制する作用のある薬で「骨」が減らないようにすることはある程度は有効ですが、それでは**良くて現状維持どまり**であり、「お金」を得る、つまり良い「骨」を何かしらの方法で新しく作っていかない限り、「お金」は貯まらない、つまり「骨」は強く丈夫にならないということです。

したがって、骨粗鬆症の薬が「骨吸収を抑制する作用はあるが、骨形成を促進する作用はない」のであれば、**それらの薬だけで骨が強く丈夫になることはない**ということになります。

最も重要な骨粗鬆症治療の真実の2つ目は、「骨折の危険性の高い骨粗鬆症の場合を除いて、現在の骨粗鬆症の主な治療薬であるビスホスホネート薬、抗ＲＡＮＫＬ抗体薬による治療は、**骨形成については本人の自然治癒力や努力に依存している**」ということです。

前述のように、これらの薬には骨形成を促進する作用はありません。しかし人間にはもともと骨を作る能力が備わっています。ですから、薬により骨が形成されないとしても、自分の力で良い骨を形成することで、少しずつ骨を強く丈夫にしていくことは可能です。

そして、骨形成には、**日光浴**に加えて、これから本書で詳しくご説明していく**運動**などの日常生活習慣が大きく影響するため、「**骨形成については本人の自然治癒力や努力に依存している**」ということになり、そのため、「**骨粗鬆症の治療は薬だけでは不十分**」という結論になります。

ちなみに、そのほかの活性型ビタミンD_3薬、結合型エストロゲン以外の女性ホルモン薬、ＳＥＲＭ、ビタミンK_2薬などは骨形成に軽度は有利に働きますが作用自体が弱く、副甲状腺ホルモン薬やヒト化抗スクレロスチンモノクローナル抗体製剤は強力な骨形成の促進作用がありますが、健康保険上は骨折の危険性の高い骨粗鬆症にしか使用できません。

話は変わって、新型コロナウイルス下では、長い期間、外出などの日常生活活動が大きく制約されました。そのため、日光浴や運動が大きく不足してしまった結果、骨形成が十分にできなかったことが、「新型コロナウイルス下では骨粗鬆症の治療が上手くいかなかった」理由と筆者は考えています。

理想的な骨粗鬆症治療とは

ここまでの骨粗鬆症治療の真実と、最も重要な骨粗鬆症治療の真実から、理想的な骨粗鬆症治療が見えてきます。

それは一重に、「骨吸収を抑制し、さらに、骨形成を促進する」ことです。

具体的には、骨吸収作用がある動物性タンパク質や牛乳はなるべく摂取せず、タンパク質は積極的に植物性タンパク質でまかなうなどの「適切な食事」によりできるだけ骨吸収を抑制し、さらに、「適切な基準や運動強度の運動」と「適切な日光浴」によりできるだけ骨形成を促進することです。

薬は意味がないという趣旨ではありません。骨粗鬆症と診断された方にとって、骨吸収を抑制する作用のある薬や、骨形成を促進する作用のある薬は、もちろん治療法の1つとして有効です。しかし、薬だけでは理想的な骨粗鬆症治療とはならないということです。

しかし、ここで大きな問題があります。

それは、「**適切な日光浴**」については「第7章　ビタミンDの真実〜食事より日光浴〜」から知ることができましたが、「**適切な食事**」、「**適切な基準や運動強度の運動**」についてはわからないということです。


ご安心を。

そのために筆者が独自にまとめ上げ、体系化したものが、『**7つの叡智®**』であり、「**適切な食事**」については「第11章　『4．東西栄養学の粋』」に、「**適切な基準や運動強度の運動**」については「第12章　『5．最上の薬』」で簡易的にですが、ご説明しています。

『7つの叡智®』について

骨粗鬆症の場合と同様に、世の中には「健康」に関する膨大な情報が存在しており、**やはり玉石混淆の状態になっています。**

筆者はこのような状況を打開するために、古来より脈々と受け継がれている知識体系から最新の情報まで、洋の東西を問わずに多くの情報を入手・精査し、信頼性の極めて高い精髄と言える情報を拾い上げ、超健康と長寿の秘訣である**『7つの叡智®』**として結実させ、札幌や東京などで講演会という形で情報を発信してきました。

『7つの叡智®』は、『1．世界の長寿地域』、『2．チャイナ・プロジェクト』、『3．東洋医学と西洋医学』、『4．東西栄養学の粋』、『5．最上の薬』、『6．最新の遺伝子研究』、『7．脳科学と量子論』という7つから構成されていますが、膨大な量になりますので、本書では骨粗鬆症に関係する部分のエッセンスをごく簡単にご紹介させていただきます。

第10章

1. 世界の長寿地域

長寿者が多い地域は存在する

『7つの叡智®』の1番目は『1．世界の長寿地域』です。世界には、長寿の方が多く生活している長寿地域と呼ばれている地域があります。

1973年にハーバード大学医学部教授であるアレクサンダー・リーフ医師は、アブハズ（ジョージア）、ヴィルカバンバ（エクアドル）、フンザ（パキスタン）が長寿地域であることを『ナショナル・ジオグラフィック』で報告しました。また、ジャーナリスト兼探検家であるダン・ビュイトナーは、2010年にサルディーニャ島（イタリア）、イカリア島（ギリシャ）、ニコジャ半島（コスタリカ）、ロマリンダ（カリフォルニア州、アメリカ）、沖縄（日本）が長寿地域であるとして、ブルーゾーンという名前を付けて報告しました（参考文献1）。

長寿者が多い地域の共通点は、「骨粗鬆症治療の真実」と一致する

長寿者が多い地域が世界にいくつか存在することはわかりました。ここで大切なこと

は、「もしかしたら長寿の秘訣とでもいえるものが存在するのか？」ということです。

答えは、「ｙｅｓ」です。前述の長寿地域には多くの共通点がありました。列挙します。

1. 植物由来の食物中心の食生活
2. 穀物を摂取するならば全粒穀物
3. 栄養価は高いが摂取カロリーは少ない
4. かなり運動をしている
5. 高齢者を敬う文化がある
6. 人々が「生きがい」を持っている

以上のように世界の長寿地域では、動物由来の食物中心の食生活ではなく、**植物由来の食物中心の食生活**を送っており、「第6章　動物性タンパク質や牛乳は、骨を脆くする」などでご説明した、**動物性タンパク質が骨に良くないことと一致**します。また、**運動も重要な要素**となっています。運動については、本書では「第12章『5．最上の薬』」で詳しくご紹介しています。

第11章

4．東西栄養学の粋

薬膳とナチュラルハイジーンと最新の栄養学の融合

『7つの叡智®』の4番目は『**4．東西栄養学の粋**』で、東洋の伝統的な栄養学である薬膳と、西洋で受け継がれてきた栄養学であるナチュラルハイジーンをもとに、ジョエル・ファーマン博士が提唱する「スーパーフード」（参考文献1）などの**最新の栄養学**を融合したものです。そのうち骨粗鬆症の予防・治療に役立つ部分を簡略化してご紹介します。

薬膳

・薬膳は、東洋医学に基づき、毎日の食事で体調を管理する方法論

薬膳とは、東洋医学に基づき、毎日の食事で体調を管理する方法論のことで、薬膳を知ることにより季節や自分の体調に合わせた食材を選択して食べることができるようになり、健康増進につながります、まさしく医食同源、薬食同源です。せっかくの東洋の叡智ですから、普段の食事の際に少しだけでも取り入れていただきたいものですが、**薬膳や東洋医学はかなり難解かつ複雑な体系となっている**ので、本書では骨に関係のある部分を簡潔的にご説明します。

なお、東洋医学ではバランスのとれた望ましい状態を中庸と言い、**乱れたバランスを漢方薬や食事などで改善し、中庸に戻すことで治療を行います。**

・五行・五臓と相生・相克

東洋医学では、様々なものを5つの属性に分けて考えます。それが五行や五臓です。五行と五臓は、【図1】のように配置され、それぞれが相生と相克の関係にあります。相生の関係は望ましいプラスの関係、相克は望ましくないマイナスの関係です。相生は、「木」が燃えて「火」になり、「火」が燃え尽きると「土」ができ、「土」の中から「金属」が生まれ、「鉱脈」から「水」が湧き、「水」は「木」を育てるという関係で、「親子」の関係と言われます。

これに対して相克は、「木」は「土」から養分を奪い、「土」は「水」の流れを止め、「水」は「火」を消し、「火」は「金属」を溶かし、「金属」は「木」を切るという関係で、「敵」の関係と言えます。

・**五性**

東洋医学では、食物は**五性**といって体を冷やす作用や温める作用を持つと考え、**寒性**、**涼性**、**平性**、**温性**、**熱性**と5つに分けています。かなり冷やす作用が寒性、やや冷やす作用が涼性、冷やす作用も温める作用もないのが平性、やや温める作用が温性、かなり温める作用が熱性です。

季節が夏であれば暑いため寒性や涼性の食物が望ましく、反対に温性や熱性の食物では体に熱がこもってしまうため、なるべく避ける、あるいは少量にとどめることが望ましいです。冬であれば寒いため温性や熱性の食物が望ましく、反対に寒性

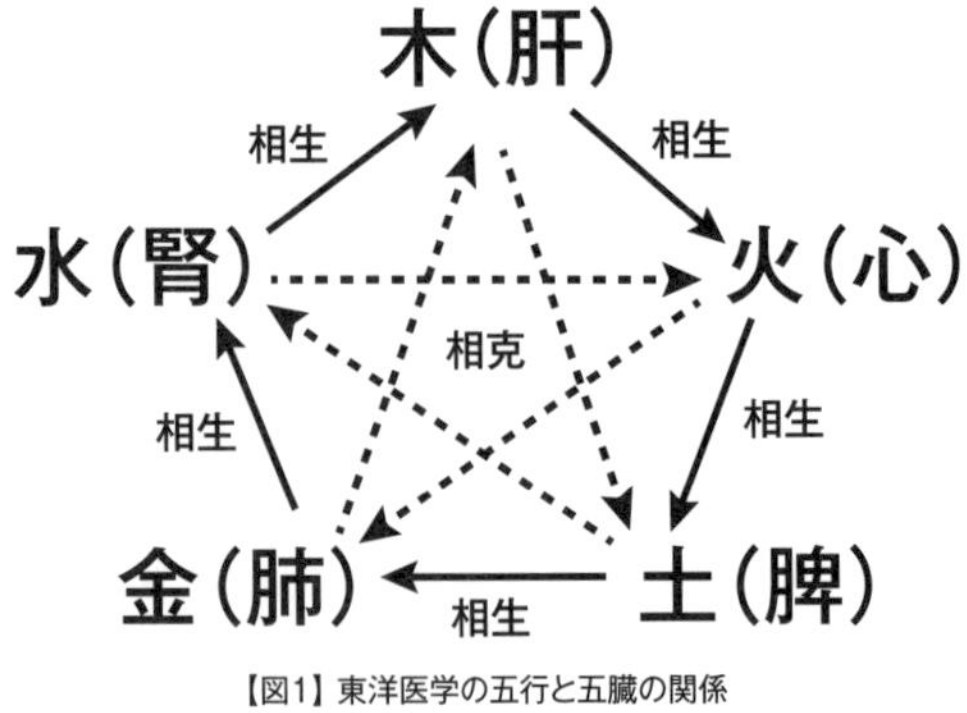
木（肝）
火（心）
土（脾）
金（肺）
水（腎）
相生
相生
相生
相生
相生
相克

【図1】東洋医学の五行と五臓の関係

や涼性の食物では体を冷やしてしまうため、なるべく避ける、あるいは少量にとどめることが望ましいです。なお、平性は季節を問わず一年中食べることができます。

代表的な食物の五性をご紹介します。寒性はトマト、苦瓜、ズッキーニ、イチゴ、メロン、バナナ、グレープフルーツ、キウイ、スイカ、梨、柿で、涼性は小松菜、チンゲン菜、ホウレン草、白菜、アスパラガス、レタス、セロリ、オレンジ、ユズで、平性はブロッコリー、キャベツ、ピーマン、ニンジン、春菊、アボカド、リンゴ、レモン、ブルーベリー、ぶどう、パイナップル、イチジクで、温性はパセリ、タマネギ、ネギ、ニラ、カブ、シソ、ザクロ、桃、キンカン、熱性はサクランボです。

こうしてみると、熱い夏には寒性のスイカやメロンを食べることが多いと思いますが、薬膳的には理にかなっているということですね。

・薬膳による健康管理

薬膳による健康管理の方法は3つあります。

1. 機能が低下した五行・五臓を補う作用のある食材を多く食べることで、機能低下した五行・五臓を活性化し中庸に戻す

2. 機能が低下した五行・五臓と相生の関係にある五行・五臓を補う作用のある食材を多く食べることよって、結果的に機能低下した五行・五臓を活性化し中庸に戻す

3. 東洋医学的診察により、西洋医学の病名に相当する「証」を判定し、「証」に対応する食材を選択し、多く食べることで中庸に戻す

どうでしょうか。ちょっと難しいですよね。そのため、骨粗鬆症に限定してさらにご説明します。なお、3. についてはかなり難解であるため、本書では割愛します。

・薬膳の骨粗鬆症への応用①：「腎」と「肺」の食材を多く食べる

薬膳について知った後は、どう骨粗鬆症に生かすかが大切になります。骨は五臓では「腎」に該当し、「相生」は【図1】のように「肺」となります。そのため、毎日の食事で「腎」や「肺」を補う食物を積極的に食べることが大切です。

「腎」を補う作用のある食物には、ブロッコリー、キャベツ、ピーマン、ニラ、ズッキーニ、リンゴ、ザクロ、ブルーベリー、ブドウ、キウイ、パイナップル、スイカなどがあり、「肺」を補う食物には、ニンジン、パセリ、白菜、タマネギ、アスパラガス、ネギ、春菊、カブ、苦瓜、セロリ、シソ、アボカド、リンゴ、レモン、イチゴ、ザクロ、ブルーベリー、オレンジ、ブドウ、メロン、バナナ、グレープフルーツ、桃、梨、柿、ユズ、イチジク、キンカンなどがあります。

夏であれば涼性と平性、冬であれば温性と平性の食物がより良いです。寒性や熱性の食物は作用がやや強いので、積極的に多く食べるというよりピンポイント的に食べることをお勧めします。

また、本章の「まとめ」の部分で、最新の栄養学の知識と合わせて、より推奨度の高い食物をご紹介していますので、ご参考にしてください。

・薬膳の骨粗鬆症への応用②：エメラルドオーシャン®

骨粗鬆症にとって良い食物はおわかりいただけたと思います。

次に大切なことは、「なるべく多くの量を、無理しない範囲で食べる」ことです。サラダなどにして食べることが多いと思いますが、なかなか多く食べることは難しいことと思います。

そこでお勧めなのが、骨粗鬆症に良い食物をジューサーで野菜ジュースにしてしまうことです。筆者はこの「天然生野菜ジュース」を『エメラルドオーシャン®』と命名し、講演会や『7つの叡智®』のホームページ（https://www.atopy-choukenkou.com/）などでお勧めしています。

ナチュラルハイジーン

・野菜や果物などの植物由来の食物を主食とする

ナチュラルハイジーンは1830年代にアメリカにて提唱された健康哲学の理論ですが、古代ギリシャ時代の**ピタゴラスが起源**とされています。

ナチュラルハイジーンは、**人類が本来摂取すべき食物を食べましょう**という理論であり、野菜や果物などの**植物由来の食事**を勧めています。

なお、ナチュラルハイジーンのことをもっともわかりやすく解説しているのは「Fit for life」（グスコー出版）（参考文献2）という名著です。

・人間は果食動物

人間は霊長類でチンパンジー、ゴリラなどと同類です。人間は600万年前にこれらの動物の祖先と別れて進化しましたが、人間とチンパンジーの遺伝子配列の相違はわずか1・23％しかなく、消化器官の生理機能や構造はほとんど同じです。そのチンパンジーは**果物を主に食べる果食動物**で、食べ物の50％が果物、40％が野菜、5％が根菜類、4％以下がアリなどの動物性食品です。

人類学、考古学、解剖学、歴史学から、人間の祖先はずっと果物を主食としてきた**果食動物**であったことが報告されています。つまり、人間の本来の食べ物は、遺伝子が極めて近いチンパンジーと同様に、**果物や野菜**ということになります。

1つの証拠として、肉を引きちぎることを目的とした犬歯は人間では上下左右に1本ずつ合計4本しかなく、これは肉食動物の歯ではありません。

人間が果食動物であるのであれば、果物と野菜を主に食べることは、極めて自然なことであり、実際、「第10章　『1．世界の長寿地域』」でご紹介した**世界の長寿地域では植物由来の食物中心の食生活**となっていることと一致します。

・食べ物の加熱について

果物と野菜には消化酵素などの酵素が含まれており、消化吸収に役立つなど人間の体にとって良い作用があります。

しかし、これらの酵素の大部分は料理などで加熱をしてしまうと機能を失ってしまい、その後、温度を下げたとしても機能は戻りません。

これを**失活**と言います。失活は酵素に含まれているタンパク質の3次元立体構造が加熱により変化してしまうことが原因と考えられます。

せっかく果物と野菜に素晴らしい酵素が含まれているのに、失活させてしまっては、もったいない話です。

ですから、果物と野菜はなるべく加熱しないで食べることが望ましいです。

なお、**食べ物を加熱して食べる野生生物はほとんど存在しません。**

・精製した食物は良くない

日本人は江戸時代に、それまで食べていた玄米にかわり精製した白米を食べるようになりました。そしてその結果、奇妙な病が流行り始めました。

その病気とは脚気で、米の胚芽部分に多く含まれていたビタミンB1が精米により失われたことが原因でした。これは一例ですが、米や小麦などの穀物などは、精製により重要な栄養素が失われてしまいますので、ナチュラルハイジーンでは**精製していない全粒穀物**を勧めています。

【表6】のように、玄米から白米、小麦玄穀から小麦薄力粉と、未精製穀物から精製穀物になった場合、カルシウム、リン、鉄、マグネシウム、亜鉛、ビタミン、葉酸、食物繊維などの栄養素の栄養価が著しく低下しています（参考文献3）。

	玄米	白米（精製後）	小麦玄穀	小麦薄力粉（精製後）
カロリー	165kcal	168kcal	337kcal	368kcal
タンパク質	2.8g	2.5g	10.6g	8.0g
脂質	1.0g	0.3g	3.1g	1.7g
炭水化物	35.6g	37.1g	72.2g	75.9g
灰分	0.6g	0.1g	1.6g	0.4g
カルシウム	7.0mg	3.0mg	26mg	23mg
リン	130mg	34mg	350mg	70mg
鉄	0.6mg	0.1mg	3.2mg	0.6mg
ナトリウム	1.0mg	1.0mg	2.0mg	2.0mg
カリウム	95mg	29mg	470mg	120mg
マグネシウム	49.0mg	7.0mg	80mg	12mg
亜鉛	0.8mg	0.6mg	2.6mg	0.3mg
銅	0.12mg	0.10mg	0.35mg	0.09mg
カロチン	0mg	0mg	0mg	0mg
ビタミンE（α）	0.5mg	ごく微量	1.8mg	0.3mg
ビタミンB_1	0.16mg	0.02mg	0.41mg	0.13mg
ビタミンB_2	0.02mg	0.01mg	0.09mg	0.04mg
ナイアシン	2.9mg	0.2mg	6.3mg	0.7mg
ビタミンB_6	0.21mg	0.02mg	0.35mg	0.03mg
葉酸	10μg	3μg	38μg	9μg
パントテン酸	0.65mg	0.25mg	1.03mg	0.53mg
ビタミンC	0mg	0mg	0mg	0mg
コレステロール	0mg	0mg	0mg	0mg
食物繊維	1.4g	0.3g	10.8g	2.5g

【表6】未精製穀物と精製穀物の栄養価の比較（可食部100g当たり）（参考文献3）

最新の栄養学

・スーパー免疫力・スーパーパーフードとは

栄養学はファイトケミカルの発見など、近年、目覚ましく進歩しています。

そして、良書も出版されています。これらの良書の中でも、ジョエル・ファーマン博士の『100歳まで病気にならないスーパー免疫力』（参考文献1）はまさしく名著ですので、『7つの叡智®』の『4. 東西栄養学の粋』の中でも最重要視しています。本書でも簡易的にご紹介します。

スーパー免疫力は、ジョエル・ファーマン博士が提唱している概念（参考文献1）で、文字通り極めて優れた免疫力のことで、**人間が本来持っている生命力、免疫力を落とさずにそのまま発揮したもの**です。そのためには、1つ目に、**われわれ人間が持っている生命力、免疫力を損なわないこと**が大切です。現在の人間は、ヒトという種族にとって望ましくない食生活をしています。そのため、本来発揮できるはずの生命力、免疫力が発揮できなくなっています。アレルギーや自己免疫性疾患などはその典型で、本来外界に向くべき免疫が誤作動しています。

2つ目は、免疫機能の活性化、抗がん作用、アンチエイジング効果などを有する**スーパーフード**（参考文献1）を**なるべく多く摂取すること**です。

スーパーフードは、緑黄色野菜のうちアブラナ科の食物（ケール、キャベツ、コラード、ブロッコリー、カリフラワー、カブ、小松菜、ダイコン、チンゲン菜、白菜、ミズナ、ワサビなど）、キノコ類（マッシュルーム、ホワイトボタン、マイタケ、霊芝、シイタケ、ヒラタケ、キクラゲ）、タマネギ、ネギ、ザクロ、ベリー類、ナッツ・種子類が該当します。

・栄養素密度スコア

ジョエル・ファーマン博士は食物を独自の観点で研究・評価し、摂取が望ましい食品と望ましくない食品を100点満点の**栄養素密度スコア**で評価しました（参考文献1）。**【表7】**に引用しますので、ぜひ、日々の食生活のご参考にしてください。

食物	スコア	食物	スコア	食物	スコア
ケール	100	**ラズベリー**	27	アボカド	6
芽キャベツ	90	**ブルーベリー**	27	**リンゴ**	5
チンゲン菜	85	**オレンジ**	27	ピーナッツバター	5
ホウレン草	82	**種子類**	25	トウモロコシ	4
ルッコラ	77	**赤ブドウ**	24	バナナ	3
キャベツ	59	サクランボ	21	オートミール	3
ブロッコリー	52	**豆腐**	20	サケ	2
カリフラワー	51	**レンズ豆**	14	ジャガイモ	2
ロメインレタス	45	**マスクメロン**	12	スキムミルク	2
ピーマン	41	**豆（全種類）**	11	全粒パン	2
タマネギ	37	プラム	11	オリーブオイル	2
アスパラガス	36	**クルミ**	10	精白パン	1
イチゴ	35	レタス	10	鳥ムネ肉	1
マッシュルーム	35	**ピスタチオ**	9	卵	1
トマト	33	キュウリ	9	精白パスタ	1
ザクロ	30	グリーンピース	7	牛ひき肉	−4
ニンジン	30	**アーモンド**	7	低脂肪チーズ	−6
ブラックベリー	29	**カシューナッツ**	6	ポテトチップス	−9

【表7】栄養素密度スコア『100歳まで病気にならないスーパー免疫力』ジョエル ファーマンより引用（参考文献1）

『4．東西栄養学の粋』がお勧めする食物

薬膳、ナチュラルハイジーン、最新の栄養学の内容はいかがでしたでしょうか。おそらく多くの方がはじめて聞く内容であったと思います。それでは、ここで本章のまとめとして、『7つの叡智®』の4番目『4．東西栄養学の粋』がお勧めする骨粗鬆症に良い食物とは何かについて総括します。

まず、大前提として**メインは植物**です。本書の随所でご説明しているように、動物性タンパク質は骨を脆くすることが明らかですので、食べるとしても少量にとどめることをお勧めします。

次に、植物、つまり果物と野菜のうち、特に**「腎」次いで「肺」を補う食物**であったり、**スーパーフードで栄養素密度スコアが高い食物**が望ましいといえます。

これらの条件を満たす食物は、**【表7】**で太字かつややフォントを大きくして掲載しました。

そして、加熱しない生の状態で、できるだけ多く食べることが望ましいです。生でたくさん食べることは容易なことではないので、「天然生野菜ジュース」である『エメラルドオーシャン®』として飲むことが非常にお勧めです。

第12章

5. 最上の薬

「最上の薬」とは？

ここに「最上の薬」があります。その薬は、筋力を増強することができます。また、心肺機能を向上させることもできます。さらには、脳を活性化し、学力を上げることもできます。おまけに、脂肪の量が減り、スタイルが良くなる効果があります。ストレスも改善します。しかし、病院で処方箋を書くことはできますが、どこの薬局に行っても売っていません。

さあ、この「最上の薬」はいったい何でしょうか？

「最上の薬」とは、運動のこと！

答えは、運動です。

運動が体に良いことは皆様ご承知の通りです。そして最近の研究では、**運動は脳**（参考文献1～7）**や精神**（参考文献8～12）**にも良い影響を与えること**がわかってきました。

さらに言うと、**脳への直接の効果が確認されている唯一の薬が、運動です。**具体的には、**運動することにより賢くなり、成績が上がる**（参考文献1・2）ということが学術的に証明されています。

「最上の薬」の副作用

「最上の薬」である運動には、ほかの薬にはない大きな利点があります。それは、**副作用がほぼないということです。**

化学物質である以上、全ての薬には副作用があります。例えば、痛み止めは痛みを減らしますが胃潰瘍や腎機能低下を起こすことがあります。しかし、**運動は適切な運動強度である限り、ほとんど副作用はありません。**このように運動は、**体、脳、精神に良く、ほとんど副作用がないため、**『7つの叡智®』の5番目で『5. 最上の薬』として扱っています。

骨粗鬆症に対する運動療法の効果

ガイドライン（参考文献13）や骨粗鬆症関連の書籍に記載されているように、骨粗鬆症に対する運動療法の目的は、骨密度増加と転倒予防です。

そして「第2章　骨粗鬆症のガイドラインについて」でご紹介したように、実際に骨密度が軽度上昇し、転倒予防の効果も確認されています。

骨粗鬆症だけを良くすれば良いのでしょうか？

筆者には大きな違和感があります。

確かに、骨粗鬆症の患者様に対して、骨密度増加と転倒予防のために運動を啓蒙することは良いことです。

実際、重篤な疾患に罹患している患者様の場合には、現行のガイドライン（参考文献13）などの内容は適していると思います。

しかし、ある程度以上運動することができる状態の骨粗鬆症の患者様に対しては、非常に物足りない内容であり、もっと積極的な運動を推奨するべきなのではないでしょうか？

つまり、骨粗鬆症だけを良くすれば良いのではなく、**骨粗鬆症を良くするのはもちろんのこと、もっと元気な状態になる運動を提案すること**が望ましいことではないでしょうか？　そのため本書では、もっと広い視点から、**適切な基準と運動強度の運動**についてご紹介したいと思います。

アスリートは健康？

運動は体や心の健康に良いものですが、それは**適切な基準や運動強度の運動の話**です。**過度の運動は害**になってしまいます。その証拠に、アスリートは一見元気に見えることが多いですが、スポーツの種類によっては短命な方が多いことは周知の事実です。

それでは、適切な基準や運動強度の運動とはどういうものなのでしょうか？　この情報については、医療系の書籍はもちろんのこと、意外にスポーツ系の書籍・雑誌などでも語られることが少ないようです。

WHOによる運動の基準

適切な基準や運動強度の運動が健康に望ましい反面、過度の運動は望ましくないことがわかりました。

ここで、WHO（世界保健機関）が定めた運動の基準をご紹介します（参考文献14）。

この基準では、5～17歳の小児、18～64歳の成人、65歳以上の高齢者という3つの年齢層に分けて基準が設定されています。

さらにWHOは、**「運動は、家庭生活や、仕事、通勤、余暇などを含めた身体活動全般を意味するが、推奨運動を実施することによる健康利益は、運動に伴う害や危険性を上回る。**（参考文献5）」と結論づけています。

これは、**推奨範囲での運動はトータルでプラスである**という意味ですが、裏を返せば、**過度な運動はプラスになる保証をしない**ということでもあります。ここは非常に重要なポイントです。

・5～17歳の小児

○1日あたり60分の中～高強度の運動を毎日行う
○1日60分以上の運動を行うことで、さらなる健康効果が期待できる
○有酸素運動を毎日行うことに加えて、筋肉や骨を強化するための高強度運動を週3

日行う

・18～64歳の成人

○週あたり150分の中強度の有酸素運動、または、週あたり75分の高強度の有酸素活動、または、同等の中～高強度の運動を組み合わせる
○有酸素性運動は1回につき、少なくとも10分以上続ける
○中強度の有酸素活動を週300分に増やしたり、または、高強度の有酸素運動を週150分に増やしたり、または、同等の中～高強度の運動を組み合わせることは、さらなる健康効果が期待できる
○週2日以上、大きな筋肉を使う筋力トレーニングをする

・65歳以上の高齢者

○週あたり150分の中強度の有酸素運動、または、週あたり75分の高強度の有酸素

活動、または、同等の中〜高強度の運動を組み合わせる
○有酸素性運動は1回につき、少なくとも10分以上続ける
○中強度の有酸素活動を週300分に増やしたり、または、高強度の有酸素運動を週150分に増やしたり、または、同等の中〜高強度の運動を組み合わせることは、さらなる健康効果が期待できる
○運動制限を伴う場合は、バランス能力を向上させ転倒を防ぐための運動を週あたり3日以上行う
○週2日以上、大きな筋肉を使う筋力トレーニングをする
○健康状態によって、これらの推奨量の運動を実施できない場合は、身体能力や健康状態の許す範囲でできる限り活動的でいること

WHOによる運動の基準が意味すること

WHOの運動の基準について、何か気づかれたことはあるでしょうか？

そうです、**成人と高齢者はほとんど同じ基準である**ということです。これは重要な意味を持ちます。

現在の社会では、年を取るにつれて活動性が下がることは当然と考えられています。もしそうであるなら、高齢者の運動の基準は成人の運動の基準と比較し、下がっているはずです。しかし、ＷＨＯの基準はほぼ同じです。つまりこれは、**年を取っても活動性はあまり下がらない**、とＷＨＯは考えているということです。

確かに、高齢者と呼ばれる年齢でも活動的な方はたくさんおられます。それこそ70歳以上でも、新しく事業を起こしたり、新しい仕事の勉強を開始している方がいます。もちろん、全ての方が年を取っても活動性があまり下がらないという訳ではありません。この点については、長年の日常生活習慣が大きく影響してきます。

運動強度

ＷＨＯの運動の基準は**運動強度**に基づいています。運動強度は、一般に、低強度、中強度、高強度の3つに分けられます。低強度は楽な運動で、中強度、高強度となるに従い、負担が強い運動になります。走ることを例に説明すると、歩くことに等しいウォーキングは低強度、それより少し速い走り方がジョギングで中強度、さらに速い走り方であるランニングやもっと速く全速力の走り方であるダッシュは高強度となります。

心拍数による運動強度の基準

心拍数は医療ではよく出てくる言葉で、1分間の心臓の拍動の数です。最近はウェアラブルデバイスが進化し、**運動中の心拍数を容易に測定することができる**ようになりました。**最大心拍数**とは、心臓にかかる負荷が最大の時に、心臓が動くことのできる1分あたりの心拍数の最大数値のことで年齢が大きく関係します。220公式は、この最大心拍数を用いて運動強度を決定します。そのほかに、カルボーネン法や180公式という方法もあります。これらをもとに、**実際の運動をしている時にウェアラブルデバイスで心拍数を測定することで適切な運動強度であるかをリアルタイムに判断することができます。**

・220公式

２２０公式は、最も有名な計算で、２２０から年齢を引いたものが最大心拍数となります。例えば、40歳の場合、２２０－40＝１８０となり、最大心拍数は１８０となります。そして、この最大心拍数の50％、60％、70％、80％、90％、１００％を基準として、運動強度を決定します。最大心拍数の50％～60％までは低強度、60％～70％は中強度、70％～１００％は高強度となります。

・カルボーネン法

カルボーネン法には、安静時心拍数を使用します。50％の強度であれば、【（２２０－年齢）－（安静時心拍数）】×50％＋（安静時心拍数）となります。

例えば、40歳で安静時心拍数が60であれば、50％の心拍数は、【（２２０－40）－60】×50％＋60＝１２０となります。２２０公式や１８０公式と比較し、安静時心拍数が考慮されている分、個人の状況を反映する方法と言えますが、安静時心拍数がわかりづらいという欠点があります。また、あまり運動の経験がない方の場合、安静時心拍数が高いことが多いため、やや正確性に欠けるという欠点があります。

・180公式

「マフェトン理論」とも呼ばれる方式です。180から年齢を引き、これを心拍数の上限とする方法です。なお、下限は、上限－10となります。

ここからさらに、かなりトレーニングをしている方だと＋5、そこそこトレーニングをしており体調が良い場合は＋0、あまり体調が良くない場合は－5、体調が良くない場合は－10とします。例えば、40歳の場合、180－40＝140となり、上限が140となります。下限は140－10＝130となります。

つまり、130～140の心拍数で運動するということになり、ここからさらに、かなりトレーニングをしている方は＋5なので135～145、そこそこトレーニングをしており体調が良い場合は＋0なので130～140、あまり体調が良くない場合は－5なので125～135、体調が良くない場合は－10なので120～130の範囲で運動をすることが望ましいことになります。

『7つの叡智®』が提唱する5つの運動強度

運動強度は通常は前述のように低強度、中強度、高強度に分けられますが、もう1つの運動強度の目安であるゾーン（参考文献16）との適合性から、『7つの叡智®』では高強度を高強度と高高強度、さらに強い運動を最高強度と3つに分け、合計で5つに分けることを推奨しています。ここでは、それぞれの運動強度についての医学的な情報と共に、走り方の例についてご紹介します。

・低強度

心拍数は最大心拍数の50～60％で、ウオーキングが相当します。**ゾーン1**の運動となり、主な効果は**運動不足解消、体力回復です。**

脂肪がエネルギー源として使用されます。脳由来神経栄養因子（ＢＤＮＦ）やセロトニンが分泌されます。日常生活でも、少し負荷のある活動をすると、すぐこの領域に達します。ですから、低強度は運動というよりは、少し活動的な日常生活の範囲であり、トレーニングの準備段階といったところです。

・中強度

心拍数は最大心拍数の60～70％で、ジョギングが相当します。**ゾーン2**の運動となり、主な効果は**持久力向上、脂肪燃焼**です。脂肪と糖質がエネルギー源として使用されます。

血管内皮細胞増殖因子（ＶＥＧＦ）、線維芽細胞増殖因子（ＦＧＦ－２）も分泌されるため、末梢血管が新生します。また、脳内では、これらの増殖因子により、ニューロンの連結・新生が加速します。心臓から、心房性ナトリウム利尿ペプチド（ＡＮＰ）が分泌され、エンドルフィンやエンドカンナビノイドも分泌されるため、爽快な気分となります。

筋肉内の毛細血管の密度が増え、筋肉内のミトコンドリアが増えるため、エネルギーを生み出す効率が上昇します。最大心拍数の60～70％で心臓の1回拍出量は最大となるため、この領域でのトレーニングは心臓の拍出量を増加する効果があります。このように、中強度の運動は、ダイエットや健康増進が目的の場合、体の負担があまりなく、効果もしっかりあることから、**最も推奨する運動**です。

・高強度

心拍数は最大心拍数の70～80％で、ランニングが相当します。**ゾーン3**の運動となり、主な効果は**有酸素運動能力の向上**です。心肺機能が向上し、脂肪の燃焼効率が上がります。また、内分泌系の機能も向上します。

高強度の運動により、乳酸性作業閾値（ＬＴ）や無酸素性作業閾値（ＡＴ）を高めることができます。高強度のトレーニングを続けると、心肺機能が向上するため、心拍数が下がってきます。フルマラソンは、「完走」が目的なのであれば、高強度のトレーニングで充分と言われています。

・**高高強度**

心拍数は最大心拍数の80～90％で、ランニングが相当します。**ゾーン4**の運動となり、主な効果は、**運動能力の向上**です。長距離をさらに速いペースで走るための持久力を養います。最大酸素摂取量が増大し、筋肉内の毛細血管の密度がさらに高まります。また、速筋の割合が増え、より速いスピードでの運動がしやすくなります。この領域になると有酸素運動に加えて、無酸素運動も入ってきます。

無酸素運動は、名前の通り酸素を使わない運動で、乳酸が体に溜まりはじめます。この点を乳酸性作業閾値（LT）や無酸素性作業閾値（AT）と言い、血中の乳酸値は4mmol/Lを超えると、急激に乳酸が溜まってきます。

なお、無酸素運動の割合が増えると、運動がかなり苦しくなってきます。フルマラソンでは、完走ではなく、タイムを縮めて、サブ4やサブ3を目指すトレーニングです。※サブ4、サブ3はフルマラソンの時間。サブ4なら4時間以内でゴール

・最高強度

心拍数は最大心拍数の90～100％で、ダッシュが相当します。**ゾーン5**の運動となり、主な効果は、**瞬発力の向上**です。無酸素運動となり、運動はかなり苦しく、ごく短時間しか継続できません。

無酸素運動になるため、下垂体から成長ホルモンが放出されます。成長ホルモンは、通称、若返りホルモンとも呼ばれ、強力に体の成長・修復をする作用がありです。エアロバイクでのトレーニングに、30秒間のダッシュを1回するだけで、成長ホルモンが6倍放出されたという報告もあります。最高強度でのトレーニングにより、高強度でトレーニングした後の回復が速くなります。トップスピードへの加速も速くなります。筋肉内に溜まった乳酸への耐性が高まり、除去能力も向上します。エネルギー産生能力も高まり、グリコーゲンを蓄積する能力も向上します。そして精神的にも強くなります。

このように**最高強度の運動は良いことづくめ**ですが、反面、体への負担も大きいため、**オーバーワークになりすぎないよう注意**してください。目安としては、**週2回ま**

でです。

最高強度のトレーニングは多くの方には必要ないと思われます。フルマラソンであれば、「完走」や「タイム」はもちろんのこと、「高い順位」を目標にする方が行うトレーニングです。

『7つの叡智®』がお勧めする適切な運動の詳細

ちょっと内容が難しくなってきたと思いますので、この章のまとめとして、『7つの叡智®』がお勧めする適切な運動の詳細をご紹介します。

運動経験のあまりない人、運動経験のある人、高齢者（60歳以上）の3つに分けています。

・運動経験のあまりない人

まずは、ウオーキング（低強度）から始めましょう。1歩を80ｃｍとすると、1万歩で８ｋｍとなりますので、まずは1日1万歩を目指しましょう。

年齢にもよりますが、ある程度の早歩きでは心拍数はあまり上がらず、最大心拍数の50～60％止まりだと思います。つまり、低強度・「ゾーン１」となります。

ですから、ある程度、運動を継続された後は、ジョギングなどの中強度・「ゾーン2」の運動に上げることをお勧めします。

・運動経験のある人

週6回、1回45～60分の有酸素運動で、6日のうちの4日は中強度の有酸素運動、2回は高強度の有酸素運動をお勧めします。筋力トレーニングは、高強度の有酸素運動と同じ日に行うようにします。また、高強度の運動は、連続して行うことは良くありません。高強度→中強度→中強度→高強度→中強度→中強度→高強度のようなペースをお勧めします。

・高齢者（60歳以上）

高齢者でも、運動のメインは有酸素運動と、筋力トレーニングです。有酸素運動で心肺機能を向上させ、筋力トレーニングで筋肉や骨を強く丈夫にします。

もちろん、有酸素運度でも筋肉や骨を強くする効果がありますが、筋力トレーニングによる成長ホルモンの分泌は魅力的です。

また、これは非常に大切なことですが、楽しく・無理をしない範囲で運動をすることをお勧めします。楽しくなく・つらい運動であれば、心にも身体にも良くありません。その意味でも、高齢者には、心拍数計を使用することを強くお勧めします。心拍数を測定することにより、リアルタイムに運動強度が適切な範囲内であるかの判断ができるからです。

運動の頻度は週に6～7日が望ましいです。つまり、ほぼ毎日です。有酸素運動については、週に4日は最大心拍数の50～60％の低強度・「ゾーン1」でウオーキングを30～60分間。週に2日は、最大心拍数の60～70％の中強度・「ゾーン2」のジョギングを20～30分間。筋力トレーニングについては、週に2日はある程度の負荷で10～

12回を1セットとし、3セット。これらのほかに、週に2日は、太極拳、ヨガ、軽いテニス、軽いエアロビクスなどを30分間することをお勧めします。

第13章

行動の手引き

さあ、次は行動です！

ここまで、骨粗鬆症の最新医学情報や骨粗鬆症治療の真実、そして骨粗鬆症に対する『7つの叡智®』をお伝えしてきました。そして皆さんは骨粗鬆症の治療薬の詳細、適切な食事、適切な基準や運動強度の運動、適切な日光浴についての**知識**を得ることができました。

「さあ、次は行動です！」と行きたいところですが、**「実際にどのように行動したらよいのか、まだちょっとよくわからない」**という方もおられると思います。

そのため、**骨粗鬆症ではない方と骨粗鬆症の方**に分けて、**行動の手引き**を作成しました。なお、**内容は簡略化**しているため、**詳細については本書の該当箇所**を読み返してください。

骨粗鬆症ではない方

食事については、「第11章『4．東西栄養学の粋』」の内容の通りで、**野菜や果物は毎**

食に生で多めに食べることをお勧めします。さらに、野菜・果物のなかでも、「第11章『4．東西栄養学の粋』」の「まとめ『4．東西栄養学の粋』がお勧めする食物」でお勧めした野菜や果物をお勧めします。また、動物性タンパク質は**なるべく少なく**、牛乳・乳製品は**できるだけ避ける**ことをお勧めします。

「第11章『4．東西栄養学の粋』」の「薬膳の骨粗鬆症への応用②：エメラルドオーシャン®」でご紹介した**エメラルドオーシャン**®は、**野菜・果物を一度に大量に摂取することができる優れた方法**ですので、**大いにお勧めします**。詳細は、『7つの叡智®』のホームページ（https://www.atopy-choukenkou.com/emerald-ocean/）をご覧ください。

運動については、「第12章『5．最上の薬』の『7つの叡智®』が提唱する5つの運動強度」の**低強度**の運動から始め、ある程度の期間に運動を継続したあと、**中強度**の運動を行うことをお勧めします。健康の上の**超健康**を目指す方であれば、**高強度**やさらには**高高強度**を試みることも一案です。

日光浴については、「第7章　ビタミンDの真実〜食事より日光浴〜」の「日光浴の目安・方法」の内容の通りです。

なお、腎臓、心臓、肝臓などに機能低下がある方は、治療を受けている医師の指示に従ってください。

骨粗鬆症の方

骨粗鬆症と診断された方は、既に骨密度が低下しているか、脆弱性骨折が発症した方ですので、運動については注意が必要です。そして、通常の骨粗鬆症か、骨折の危険性の高い骨粗鬆症かどうかで、話はかなり変わってきます。また、個々人の活動性など様々な要素が影響するため、本書の内容はあくまで目安として、どのような運動をするかについては、治療を受けている医師に相談してください。

なお、腎臓、心臓、肝臓などに機能低下がある方も、治療を受けている医師の指示に従ってください。

・**通常の骨粗鬆症と診断された方**

食事については、前述の「骨粗鬆症ではない方」と同様です。

運動についても、前述の「骨粗鬆症ではない方」と基本的に同様で、**低強度**の運動から開始し、ある程度の期間に運動を継続することができれば、**中強度**の運動を試みてよいと思いますが、前述のように治療を受けている医師に確認してください。

日光浴についても、前述の「骨粗鬆症ではない方」と同様です。

・骨折の危険性の高い骨粗鬆症と診断された方

食事については、前述の「骨粗鬆症ではない方」と同様ですが、クリニックでの診療経験上、**牛乳・乳製品を積極的に摂取している方が多い**ので、牛乳・乳製品の摂取は**極力少なくする**ことを強くお勧めします。また、喫煙習慣のある方も多いです。本書では喫煙については触れませんでしたが、**喫煙は骨に悪影響を及ぼすことが多くの報告から明白**ですので、**禁煙**を強くお勧めします。

運動については、骨折の危険性の高い骨粗鬆症の方はかなり骨が脆くなっているため、**軽度の運動でも脆弱性骨折を発症**したり、**転倒を起こす**危険性があるため、医療機関で理学療法士などの指導の下に運動をすることを強くお勧めます。日光浴については、前述の「骨粗鬆症ではない方」と同様ですが、日光にあまりあたらない生活習慣の方が多いと思いますので、積極的に日光浴をすることをお勧めします。

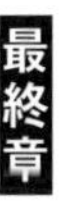

最も大切なもの

「安易に、楽に、何かをしたい」という風潮はいかがなものか？

書店に行くと、「楽をして○○を手に入れる方法」とか、「○○する唯一の方法」とか、「○○には△△だけで十分」などのようなタイトルの本が多く、実際にそのようなタイトルの本の方がよく売れるそうです。同様に、医療コーナーでも、「○○するだけで△△病は治る！」とか、「○○病には、△△サプリメントが効く！」のようなタイトルの本が並んでいます。しかし、そのような本の内容が正しいことは稀で、多くは、**一面的には正しいこともある**という程度でしょう。

ここで問題であることは、内容云々よりも、そういった**楽をして何かをできるタイトルにしないと本が売れない**という現実にあります。

このように、最近の日本は、「安易に、楽に、何かをしたい・手に入れたい・病気を治したい」という風潮が強すぎると感じます。

丈夫な骨や健康は、「努力」によって獲得するもの

確かに、現在は多くの領域で技術革新が進んでいるため、以前では大変な労力や日数を要することでも、短期間で楽にできるようになったことが増えていることは事実です。

医療領域でも、例えば、関節リウマチは一昔前には治療に難渋する疾患でしたが、生物学的製剤という新薬が開発され、治療効果が大幅に改善し、治療の難易度も低下しました。しかし、そのように「薬を使うだけで劇的に病気が改善する」疾患はまだまだ少数です。特に「骨」については、食事や運動が強く関係するため、**薬やサプリメントを使用するだけで、安易に、楽に、骨が丈夫になるということはありません。**

「健康」も同じです。ちまたには「健康に良い」とうたっている食品やサプリメントが溢れていますが、これらを摂取するだけで、**安易に、楽に**健康状態が改善するとは思えません。もし、そのようなものが実在するとしたら、薬として認可され、販売する製薬メーカーは大儲けするはずです。

話は変わって、最近は、**筋力トレーニング**が密かなブームとなっているようです。「第12章『5.最上の薬』」でご説明したように、**無酸素運動**である筋力トレーニングは適切に行うことにより下垂体からの成長ホルモンの放出を促進するので、**体にとても良い効果**があることは事実です。

しかし、ここで注意点があります。それは**ステロイド（副腎皮質ホルモン）**についてです。確かにステロイドを使用すれば、**安易に、楽に、**短期間で急速に筋力アップや筋力量を増やすことはできます。しかし、ステロイドには**かなり強烈な副作用**がありますので**体にとってはかなり有害**です。やはり、**地道に**トレーニングを重ねる、つまり「**努力**」することによって成長ホルモンの恩恵を受けることの方が望ましいでしょう。

では、**賢明に、丈夫な骨や健康を手に入れる方法**とは何でしょうか？　それが本書でお伝えしてきた「**骨粗鬆症治療の真実、適切な食事・運動・日光浴についての知識を得たうえで、行動すること**」です。**丈夫な骨や健康は、「努力」によって獲得する**ということです。

医聖ヒポクラテスの叡智

骨を丈夫にする方法や健康になる方法は、ここ最近になって発見された方法なのでしょうか。いいえ、違います。**紀元前から広く公開されています。**

古代ギリシアの医師であるヒポクラテスは、**医学の父や医聖**と呼ばれており、健康や医療について非常に含蓄の深い名言を数多く残しています。それらの多くは、約２５００年が経過した現在においても、時代遅れとなることは全くなく、むしろ現代医療以上に的確に核心を突いています。これぞまさしく叡智と呼ぶべきものでしょう。

その中から、骨粗鬆症や健康に関係するものをご紹介します。

・『私たちの内にある自然治癒力こそ真の病を治すものである』
・『人は身体の中に１００人の名医を持っている。その１００人の名医とは自然治癒力である』
・『病気は人間が自らの力をもって自然に治すものであり、医者はこれを手助けするものである』
・『汝の食を薬とし、汝の薬を食とせよ』
・『食べ物について知らない人が、どうして人の病気について理解できようか』
・『食べ物で治せない病気は、医者でも治せない』
・『病気は食事療法と運動によって治療できる』
・『筋肉を十分に使っている人は病気に罹りにくく、いつまでも若々しい』

いかがでしたでしょうか。ヒポクラテスは人間の**自然治癒力**の重要性を説き、そのためには**食事と運動**が大切であることを強調しています。これは骨粗鬆症を克服するためには薬ではなく、**適切な食事・運動・日光浴が重要である**という本書の主旨とまさしく一致するものですが、約2500年前にこれらの重要性を既に説いていたヒポクラテスの慧眼には感服する次第です。

最も大切なもの、それは「意志」

ここからが本書のクライマックスになります。

骨粗鬆症を克服するために最も大切なものは何でしょうか?

それは、骨粗鬆症を克服するという「**意志**」です。

「骨」は一朝一夕では丈夫になりません。ある程度長い期間、辛抱強く「**努力**」し続けることによってはじめて骨は強く丈夫になります。「健康」も同様です。

「**意志**」がなければ、知識があって行動を開始したとしても**継続**することができず、結果、丈夫な骨や健康を獲得することはできないでしょう。

しかし、「**意志**」があれば、「**努力**」を継続することができます。

さあ、〝**今**〟こそ、骨粗鬆症を克服するという「**意志**」を持つ時です！

あとがき

本書は、筆者がクリニックを経営する個人事業主であるため、法律の関係でクリニック内以外では書籍を販売することができないため、クリニック内での限定的な販売となる予定でしたが、この度、ぶらんとマガジン社より出版いただくことで、クリニック内だけでなく、書店やインターネットなど、広く全国で販売し、日本全国の皆様にご覧いただく機会を頂戴することができました。そのような機会を与えていただきました、ぶらんとマガジン社さまに心より深謝いたします。

本書をここまでお読みいただき、誠にありがとうございました。内容はいかがでしたでしょうか？　きっと驚きの連続であったと思います。特に食事のことなどは、「牛乳・動物性タンパク質が骨に良い」などと信じ込まされていた内容が実は正しくなかったこと、さらに、30年前位から良くないことだけでなく、その理由までもが世界では公表されていたことに、戸惑いあるいは憤りを感じた方が多かったことと推察します。

ですが、皆様は今、**「骨粗鬆症治療の真実」**を知りました。

そして、**適切な食事、運動、日光浴**についても知りました。

さらに、**行動の手引き**を手にしました。

ぜひ、骨粗鬆症を克服するという「**意志**」を持つことを「**決断**」してください。そうすれば、あとは、**実践**するだけです！

本書の内容は多岐にわたり、さらに奥深い部分が多いため、いきなり全て実践することはなかなか困難であると思います。ですから、**まずは皆様ができる範囲のことから始め、少しずつできる範囲を広げていく**ことをお勧めします。

そして、そのできる範囲のことを実践するだけでも、すぐに効果を実感されることと思います。

「千里の道も一歩から」です。「骨粗鬆症」をきっかけとし、健康の上の状態である**超健康**に少しでも皆様が近づいていくことができれば、筆者としてこれ以上の喜びはありません。

2023年8月6日　エメラルド整形外科疼痛クリニック　院長　益子竜弥

参考文献リスト

第1章

1. Assessment of fracture risk and its supplication to screening for postmenopausal osteoporosis. Report of a WHO study group. WHO technical report series 1994, 843.
2. Yoshimura N, Muraki S, Oka H, Kawaguchi H, Nakamura K, Akune T. Cohort profile: research on Osteoarthritis/Osteoporosis Against Disability study. Int J Epidemiol. 2010 Aug;39(4):988-95. doi: 10.1093/ije/dyp276.
3. Yoshimura N, Muraki S, Oka H, Mabuchi A, En-Yo Y, Yoshida M, Saika A, Yoshida H, Suzuki T, Yamamoto S, Ishibashi H, Kawaguchi H, Nakamura K, Akune T. Prevalence of knee osteoarthritis, lumbar spondylosis, and osteoporosis in Japanese men and women: the research on osteoarthritis/osteoporosis against disability study. J Bone Miner Metab. 2009;27(5):620-8. doi: 10.1007/s00774-009-0080-8.
4. 太田博明(監修), 中藤真一・鈴木敦詞(編集). 医師・メディカルスタッフのための図表で学べる骨粗鬆症 悩む前にこの1冊! 中外医学社, 東京都, 2022.
5. 厚生労働省.平成29年患者調査
6. TACM van Geel, S van Helden, P P Geusens, B Winkens, G-J Dinant. Clinical subsequent fractures cluster in time after first fractures. Ann Rheum Dis. 2009 Jan;68(1):99-102.doi: 10.1136/ard.2008.092775.
7. 太田博明. 第1章 骨粗しょう症になる人は増えている:骨は若返る! 骨粗しょう症は防げる!治る! さくら舎, 東京都, p34-66, 2016.
8. O Johnell, J A Kanis, A Odén, I Sernbo, I Redlund-Johnell, C Petterson, C De Laet, B Jönsson. Fracture risk following an osteoporotic fracture. Osteoporos Int. 2004 Mar;15(3):175-9. doi: 10.1007/s00198-003-1514-0.
9. J Magaziner, E M Simonsick, T M Kashner, J R Hebel, J E Kenzora. Predictors of functional recovery one year following hospital discharge for hip fracture: a prospective study. J Gerontol. 1990 May;45(3):M101-7. doi: 10.1093/geronj/45.3.m101.
10. C Cooper, E J Atkinson, S J Jacobsen, W M O'Fallon, L J Melton 3rd. Population-based study of survival after osteoporotic fractures. Am J Epidemiol. 1993 May 1;137(9):1001-5. doi: 10.1093/oxfordjournals.aje.a116756.
11. がんの統計2021, 公益財団法人 がん研究振興財団
12. 宗圓 聡ほか. 原発性骨粗鬆症の診断基準(2012年度改訂版) Osteoporo Jpn; 21:p9-21, 2013.

第2章

1. 骨粗鬆症の予防と治療ガイドライン作成委員会(編).
骨粗鬆症の予防と治療ガイドライン2015年版.ライフサイエンス出版, 東京都, 2015.
2. 顎骨壊死検討委員会:岸本裕充、萩野　浩, 北川善政, 野村武史, 新井さやか,
栗田　浩, 梅田正博, 井上大輔, 田口　明, 池田　通, 田口哲也, 原田浩之.
薬剤関連顎骨壊死の病態と管理:顎骨壊死検討委員会ポジションペーパー2023
3. Yamazaki S, Ichimura S, Iwamoto J, Takeda T, Toyama Y. Effect of walking exercise on bone metabolism in postmenopausal women with osteopenia/osteoporosis. J Bone Miner Metab. 2004;22(5):500-8. doi. 10.1007/s00774-004-0514-2.
4. Asikainen TM, Kukkonen-Harjula K, Miilunpalo S. Exercise for health for early postmenopausal women: a systematic review of randomised controlled trials. Sports Med. 2004;34(11):753-78. doi: 10.2165/00007256-200434110-00004.
5. M Sinaki, E Itoi, H W Wahner, P Wollan, R Gelzcer, B P Mullan, D A Collins, S F Hodgson. Stronger back muscles reduce the incidence of vertebral fractures: a prospective 10 year follow-up of postmenopausa l women. Bone. 2002 Jun;30(6):836-41. doi: 10.1016/s8756-3282(02)00739-1.
6. Teixeira LE, Silva KN, Imoto AM, Teixeira TJ, Kayo AH, Montenegro-Rodrigues R, Peccin MS, Trevisani VF. Progressive load training for the quadriceps muscle associated with proprioception exercises for the prevention of falls in postmenopausal women with osteoporosis: a randomized controlled trial. Osteoporos Int. 2010 Apr;21(4):589-96. doi: 10.1007/s00198-009-1002-2.

第3章

1. Assessment of fracture risk and its application to screening for postmenopausal osteoporosis. Report of a WHO study group. WHO technical report series 1994. 843
2. H Hagino, K Yamamoto, H Ohshiro, T Nakamura, H Kishimoto, T Nose. Changing incidence of hip, distal radius, and proximal humerus fractures in Tottori Prefecture, Japan. Bone. 1999 Mar;24(3):265-70. doi: 10.1016/s8756-3282(98)00175-6.
3. Fujiwara S, Kasagi F, Masunari N, Naito K, Suzuki G, Fukunaga M. Fracture prediction from bone mineral density in Japanese men and women. J Bone Miner Res. 2003 Aug;18(8):1547-53. doi: 10.1359/jbmr.2003.18.8.1547.
4. 骨粗鬆症の予防と治療ガイドライン作成委員会(編). 骨粗鬆症の予防と治療ガイドライン2015年版.ライフサイエンス出版, 東京都, 2015.
5. Akimitsu Miyauchi , Toshio Matsumoto, Toshitsugu Sugimoto, Mika Tsujimoto, Margaret R Warner, Toshitaka Nakamura. Effects of teriparatide on bone mineral density and bone turnover markers in Japanese subjects with osteoporosis at high risk of fracture in a 24-month clinical study: 12-month, randomized, placebo-controlled, double-blind and 12-month open-label phases. Bone. 2010 Sep;47(3):493-502. doi: 10.1016/j.bone.2010.05.022.
6. Sugimoto T, Shiraki M, Fukunaga M, Hagino H, Sone T, Nakano T, Kishimoto H, Ito M, Yoshikawa H, Kishida M, Irie C, Nakamura T. 24-Month Open-Label Teriparatide Once-Weekly Efficacy Research Trial Examining Bone Mineral Density in Subjects with Primary Osteoporosis and High Fracture Risk. Adv Ther. 2017 Jul;34(7):1727-1740. doi:10.1007/s12325-017-0568-x.
7. McClung MR. Romosozumab for the treatment of osteoporosis. Osteoporos Sarcopenia. 2018 Mar;4(1):11-15. doi: 10.1016/j.afos.2018.03.002.

第4章

1. Toshitsugu Sugimoto, Masataka Shiraki, Tetsuo Nakano, Hideaki Kishimoto, Masako Ito, Masao Fukunaga, Hiroshi Hagino, Teruki Sone, Tatsuhiko Kuroda, Toshitaka Nakamura. Vertebral fracture risk after once-weekly teriparatide injections: follow-up study of Teriparatide Once-Weekly Efficacy Research (TOWER) trial. Curr Med Res Opin. 2013 Mar;29(3):195-203. doi: 10.1185/03007995.2012.761956.
2. Kosuke Ebina, Hideki Tsuboi, Yoshio Nagayama, Masafumi Kashii, Shoichi Kaneshiro, Akira Miyama, Hiroyuki Nakaya, Yasuo Kunugiza, Makoto Hirao, Gensuke Okamura, Yuki Etani, Kenji Takami, Atsushi Goshima, Taihei Miura, Ken Nakata, Seiji Okada. Effects of prior osteoporosis treatment on 12-month treatment response of romosozumab in patients with postmenopausal osteoporosis. Joint Bone Spine. 2021 Oct;88(5):105219. doi: 10.1016/j.jbspin.2021.105219.
3. Tomonori Kobayakawa , Takako Suzuki, Masaki Nakano, Makoto Saito, Akiko Miyazaki, Jun Takahashi, Yukio Nakamura. Real-world effects and adverse events of romosozumab in Japanese osteoporotic patients: A prospective cohort study. Bone Rep. 2021 Apr 16;14:101068. doi: 10.1016/j.bonr.2021.101068.

第4章

4. Rui Niimi, Toshibumi Kono, Atsushi Nishihara, Masahiro Hasegawa, Toshihiko Kono, Akihiro Sudo. Efficacy of Switching From Teriparatide to Bisphosphonate or Denosumab: A Prospective, Randomized, Open-Label Trial. JBMR Plus. 2018 Jun 2;2(5):289-294. doi: 10.1002/jbm4.10054.
5. Miyagi M, Fujimaki H, Naruse K, Suto K, Inoue G, Nakazawa T, Imura T, Saito W, Uchida K, Shirasawa E, Takahira N, Takaso M. The impact of switching once-weekly teriparatide to denosumab in osteoporosis patients. J Orthop Sci. 2019 Jan;24(1):153-158. doi: 10.1016/j.jos.2018.08.001.
6. Benjamin Z Leder, Joy N Tsai, Alexander V Uihlein, Paul M Wallace, Hang Lee, Robert M Neer, Sherri-Ann M Burnett-Bowie. Denosumab and teriparatide transitions in postmenopausal osteoporosis (the DATA-Switch study): extension of a randomised controlled trial. Lancet. 2015 Sep 19;386(9999):1147-55. doi: 10.1016/S0140-6736(15)61120-5.
7. Kosuke Ebina, Makoto Hirao, Hideki Tsuboi, Yoshio Nagayama, Masafumi Kashii, Shoichi Kaneshiro, Akira Miyama, Hiroyuki Nakaya, Yasuo Kunugiza, Gensuke Okamura, Yuki Etani, Kenji Takami, Atsushi Goshima, Ken Nakata. Effects of prior osteoporosis treatment on early treatment response of romosozumab in patients with postmenopausal osteoporosis. Bone. 2020 Nov;140:115574. doi: 10.1016/j.bone.2020.115574.
8. 竹内靖博(編). 6章 治療薬の切り替えは? 21デノスマブからの切り替えはどうするか?: もう悩まない!骨粗鬆症診療 あなたの疑問にお答えします 日本医事新報社, 東京都, p 122-128, 2022.
9. Kenneth G Saag, Jeffrey Petersen, Maria Luisa Brandi, Andrew C Karaplis, Mattias Lorentzon, Thierry Thomas, Judy Maddox, Michelle Fan, Paul D Meisner, Andreas Grauer. Romosozumab or Alendronate for Fracture Prevention in Women with Osteoporosis N Engl J Med. 2017 Oct 12;377(15):1417-1427. doi: 10.1056/NEJMoa1708322.
10. E Michael Lewiecki, Rajani V Dinavahi, Marise Lazaretti-Castro, Peter R Ebeling, Jonathan D Adachi, Akimitsu Miyauchi, Evelien Gielen, Cassandra E Milmont, Cesar Libanati, Andreas Grauer. One Year of Romosozumab Followed by Two Years of Denosumab Maintains Fracture Risk Reductions: Results of the FRAME Extension Study. J Bone Miner Res. 2019 Mar;34(3):419-428.

第5章

1. 骨粗鬆症の予防と治療ガイドライン作成委員会(編). 骨粗鬆症の予防と治療ガイドライン 2015年版.ライフサイエンス出版, 東京, 2015.
2. 農林水産省:「食事バランスガイド」について.(2021年8月閲覧) https://www.maff.go.jp/j/balance_guide/
3. 骨粗鬆症(こつそしょうしょう). 厚生労働省 生活習慣病予防のための健康情報サイト. https://www.e-healthnet.mhlw.go.jp/information/dictionary/food/ye-043.html
4. 骨粗鬆症の予防のための食生活. 厚生労働省 生活習慣病予防のための健康情報サイト. https://www.e-healthnet.mhlw.go.jp/information/food/e-02-007.html
5. 骨粗鬆症の予防のための運動-骨に刺激が加わる運動を. 厚生労働省 生活習慣病予防のための健康情報サイト. https://www.e-healthnet.mhlw.go.jp/information/exercise/s-05-001.html

第6章

1. B J Abelow, T R Holford, K L Insogna. Cross-cultural association between dietary animal protein and hip fracture: a hypothesis. Calcif Tissue Int. 1992 Jan;50 (1):14-8. doi: 10.1007/BF00297291.
2. L A Frassetto, K M Todd, R C Morris Jr, A Sebastian. Worldwide incidence of hip fracture in elderly women: relation to consumption of animal and vegetable foods. J Gerontol A Biol Sci Med Sci. 2000 Oct;55(10):M585-92. doi: 10.1093/gerona/55.10.m585.
3. 農林水産省:「食事バランスガイド」について.(2021年8月閲覧) https://www.maff.go.jp/j/balance_guide/
4. 骨粗鬆症の予防のための食生活. 厚生労働省 生活習慣病予防のための健康情報サイト. https://www.e-healthnet.mhlw.go.jp/information/food/e-02-007.html
5. 骨粗鬆症の予防と治療ガイドライン作成委員会(編) 骨粗鬆症の予防と治療ガイドライン2015年版.ライフサイエンス出版, 東京, 2015.
6. D Feskanich, W C Willett, M J Stampfer, G A Colditz. Milk, dietary calcium, and bone fractures in women: a 12-year prospective study. Am J Public Health. 1997 Jun;87(6):992-7. doi: 10.2105/ajph.87.6.992.
7. Hegsted DM. Calcium and osteoporosis. J Nutr. 1986 Nov;116(11):2316-9. doi: 10.1093/jn/116.11.2316.
8. T・コリン・キャンベル (著), トーマス・M・キャンベル (著), 松田 麻美子(翻訳). 葬られた「第二のマクガバン報告」(中巻), グスコー出版, 東京都, 2010.
9. Wachman A, Bernstein DS. Diet and osteoporosis. Lancet. 1968 May 4;1 (7549):958-9. doi: 10.1016/s0140-6736(68)90908-2.
10. H C Sherman, A R Rose, M S Rose. Calcium requirement of maintenance in man. J. Biol. Chem. Volume 44, Issue 1, 1 October 1920, Pages 21-27
11. Robertson WG, Peacock M, Heyburn PJ, Hanes FA, Rutherford A, Clementson E, Swaminathan R, Clark PB. Should recurrent calcium oxalate stone formers become vegetarians? Br J Urol. 1979 Dec;51(6):427-31. doi: 10.1111/j.1464-410x.1979.tb03570.x.
12. B J Riis. The role of bone loss. Am J Med. 1995 Feb 27;98(2A):29S-32S. doi: 10.1016/s0002-9343(05)80042-7.
13. ハーヴィー・ダイアモンド, マリリン・ダイアモンド (著), 松田 麻美子 (翻訳) フィット・フォー・ライフ 健康長寿には「不滅の原則」があった!, グスコー出版, 2006.

第7章

1. Holich MF. In: Maurice E. Shils, James A. Olson, Moshe Shike, A. Catherine Ross. Modern Nutrition in Health and Disease, 9th ed., p329-345, Baltimore, MD:Williams and Wilkins, 1999.
2. Michael F Holick. Vitamin D: A millenium perspective. J Cell Biochem. 2003 Feb 1;88(2):296-307. doi: 10.1002/jcb.10338.
3. 竹内靖博(編). 8章 薬物療法以外の骨折予防策は? 30食事の指導はどうするか?:もう悩まない!骨粗鬆症診療 あなたの疑問にお答えします 日本医事新報社, 東京都, p 179-185, 2022.
4. 骨粗鬆症の予防と治療ガイドライン作成委員会(編). 骨粗鬆症の予防と治療ガイドライン2015年版.ライフサイエンス出版, 東京, 2015.
5. ジョエル・ファーマン (著), 白澤 卓二 (翻訳). 100歳まで病気にならないスーパー免疫力 日本文芸社, 東京都, 2011.

第8章

1. 骨粗鬆症の予防と治療ガイドライン作成委員会(編). 骨粗鬆症の予防と治療ガイドライン 2015年版.ライフサイエンス出版, 東京, 2015.
2. 厚生労働省策定　日本人の食事摂取基準(2020年版).第一出版, 東京都, 2020. https://www.mhlw.go.jp/content/10904750/000586553.pdf
3. 太田博明. 第1章　骨粗しょう症になる人は増えている:骨は若返る! 骨粗しょう症は防げる!治る! さくら舎, 東京都, p34-66、2016.
4. 農林水産省:「食事バランスガイド」について.(2021年8月閲覧) https://www.maff.go.jp/j/balance_guide/
5. Hegsted DM. Calcium and osteoporosis. J Nutr. 1986 Nov;116(11):2316-9. doi: 10.1093/jn/116.11.2316.
6. L A Frassetto, K M Todd, R C Morris Jr, A Sebastian. Worldwide incidence of hip fracture in elderly women: relation to consumption of animal and vegetable foods. J Gerontol A Biol Sci Med Sci. 2000 Oct;55(10):M585-92. doi: 10.1093/gerona/55.10.m585
7. D Feskanich, W C Willett, M J Stampfer, G A Colditz. Milk, dietary calcium, and bone fractures in women: a 12-year prospective study. Am J Public Health. 1997 Jun;87(6):992-7. doi: 10.2105/ajph.87.6.992.
8. Holich MF. In: Maurice E. Shils, James A. Olson, Moshe Shike, A. Catherine Ross. Modern Nutrition in Health and Disease, 9th ed., p329-345, Baltimore, MD:Williams and Wilkins, 1999.
9. Byrne PM, Freaney R, McKenna MJ. Vitamin D supplementation in the elderly: review of safety and effectiveness of different regimes. Calcif Tissue Int. 1995 Jun;56(6):518-20. doi: 10.1007/BF00298580.
10. B J Riis. The role of bone loss. Am J Med. 1995 Feb 27;98(2A):29S-32S. doi: 10.1016/s0002-9343(05)80042-7.

第10章

1.ダン・ビュイトナー (著), 仙名 紀 (翻訳). ブルーゾーン 世界の100歳人(センテナリアン)に学ぶ 健康と長寿のルール　ディスカヴァー・トゥエンティワン, 東京都, 2010.

第11章

1. ジョエル・ファーマン (著), 白澤　卓二 (翻訳). 100歳まで病気にならないスーパー免疫力 日本文芸社, 東京都, 2011.
2. ハーヴィー・ダイアモンド, マリリン・ダイアモンド(著), 松田麻美子(翻訳). フィット・フォー・ライフ 健康長寿には「不滅の原則」があった! グスコー出版, 東京都 ,2006.
3. 新食品成分表編集委員会. 新食品成分表　日本食品標準成分表2010準拠 東京法令出版, 東京都, 2011.

第12章

1. Nanda B, Balde J, Manjunatha S. The Acute Effects of a Single Bout of Moderate-intensity Aerobic Exercise on Cognitive Functions in Healthy Adult Males. J Clin Diagn Res. 2013 Sep;7(9):1883-5. doi: 10.7860/JCDR/2013/5855.3341.
2. Hillman CH, Pontifex MB, Raine LB, Castelli DM, Hall EE, Kramer AF. The effect of acute treadmill walking on cognitive control and academic achievement in preadolescent children. Neuroscience. 2009 Mar 31;159(3):1044-54. doi: 10.1016/j.neuroscience.2009.01.057.
3. Colcombe SJ, Erickson KI, Scalf PE et al. Aerobic exercise training increases brain volume in aging humans. J Gerontol A Biol Sci Med Sci. 2006 Nov;61(11):1166-70. doi: 10.1093/gerona/61.11.1166.
4. Erickson KI, Voss MW, Prakash RS et al. Exercise training increases size of hippocampus and improves memory. Proc Natl Acad Sci U S A. 2011 Feb 15;108(7):3017-22. doi: 10.1073/pnas.1015950108.
5. Netz Y, Dwolatzky T, Zinker Y, Argov E, Agmon R. Aerobic fitness and multidomain cognitive function in advanced age. Int Psychogeriatr. 2011 Feb;23(1):114-24. doi: 10.1017/S1041610210000797.
6. Barnes DE , Yaffe K, Satariano WA, Tager IB. A longitudinal study of cardiorespiratory fitness and cognitive function in healthy older adults. J Am Geriatr Soc. 2003 Apr;51(4):459-65. doi: 10.1046/j.1532-5415.2003.51153.x.
7. Smith PJ, Blumenthal JA, Hoffman BM et al. Aerobic exercise and neurocognitive performance: a meta-analytic review of randomized controlled trials. Psychosom Med. 2010 Apr;72(3):239-52. doi: 10.1097/PSY.0b013e3181d14633.
8. Blumenthal JA, Babyak MA, Moore KA et al. Effects of exercise training on older patients with major depression. Arch Intern Med. 1999 Oct 25;159(19):2349-56. doi: 10.1001/archinte.159.19.2349.
9. Blumenthal JA, Babyak MA, Doraiswamy PM et al. Exercise and pharmacotherapy in the treatment of major depressive disorder. Psychosom Med. 2007 Sep-Oct;69(7):587-96. doi: 10.1097/PSY.0b013e318148c19a.
10. Dunn AL, Trivedi MH, Kampert JB et al. Exercise treatment for depression: efficacy and dose response. Am J Prev Med. 2005 Jan;28(1):1-8. doi: 10.1016/j.amepre.2004.09.003.
11. Babyak M, Blumenthal JA, Herman S et al. Exercise treatment for major depression: maintenance of therapeutic benefit at 10 months. Psychosom Med. 2000 Sep-Oct;62(5):633-8. doi: 10.1097/00006842-200009000-00006.
12. Hoffman BM, Babyak MA, Craighead WE et al. Exercise and pharmacotherapy in patients with major depression: one-year follow-up of the SMILE study. Psychosom Med. 2011 Feb-Mar;73(2):127-33. doi: 10.1097/PSY.0b013e31820433a5.
13. 骨粗鬆症の予防と治療ガイドライン作成委員会(編).骨粗鬆症の予防と治療ガイドライン2015年版 ライフサイエンス出版, 東京, 2015.
14. World Health Organization. Global recommendations on physical activity for health, WHO, 2010. https://www.who.int/publications/i/item/9789241599979
15. 宮地元彦(翻訳),久保絵里子(翻訳). 健康のための身体活動に関する国際勧告(WHO)日本語版 独立行政法人国立健康・栄養研究所 https://www.google.com/url?sa=t&rct=j&q=&esrc=s&source=web&cd=&cad=rja&uact=8&ved=2ahUKEwiw24a8ksSAAxU5mlYBHTo0DEwQFnoECAwQAQ&url=https%3A%2F%2Fwww.nibiohn.go.jp%2Ffiles%2Fkenzo20120306.pdf&usg=AOvVaw3_WbE1UxW5MP67K3kMsr-V&opi=89978449
16. 山と溪谷社 (著, 編集). いまから始める心拍トレーニングBOOK 山と溪谷社, 東京都, 2013.

筆者の医師としての業績　英語論文

1. Masuko, T.; Kato, H.; Minami, A.; Inoue, M.; and Hirayama, T.: Surgical treatment of acute elbow flexion contracture in patients with congenital proximal radioulnar synostosis. A report of two cases. J Bone Joint Surg Am, 86-A(7): 1528-33, 2004.
2. Yamane, S.; Iwasaki, N.; Majima, T.; Funakoshi, T.; Masuko, T.; Harada, K.; Minami, A.; Monde, K.; and Nishimura, S.: Feasibility of chitosan-based hyaluronic acid hybrid biomaterial for a novel scaffold in cartilage tissue engineering. Biomaterials, 26(6): 611-9, 2005.
3. Masuko, T.; Minami, A.; Iwasaki, N.; Majima, T.; Nishimura, S. -I.; Lee, Y. C.: Carbohydrate analysis by a phenol-sulfuric acid method in microplate format. Anal Biochem., 339(1): 69-72,2005.
4. Masuko, T.; Minami, A.; Iwasaki, N.; Majima, T.; Nishimura, S. -I.; Lee, Y. C.: Thiolation of chitosan. Attachment of proteins via thioether formation. Biomacromolecules, 6(2):880-4,2005.
5. Masuko, T.; Iwasaki, N.; Yamane, S.; Funakoshi, T.; Majima, T.; Minami, A.; Ohsuga, N; Ohta, T.; Nishimura, S. -I.: Chitosan-RGDSGGC-Conjugate as a Scaffold Material for Musculoskeletal Tissue Engineering. Biomaterials, 26(26):5339-47, 2005.
6. Funakoshi, T, Majima T, Iwasaki N, Yamane S, Masuko T, Minami A, Harada K, Tamura H, Tokura S, Nishimura SI.: Novel chitosan-based hyaluronan hybrid polymer fibers as a scaffold in ligament tissue engineering. J Biomed Mater Res A., Jul 12, 2005 Sep 1;74(3):338-46.
7. Iwasaki N, Masuko T, Ishikawa J, Minami A.: Surgical Efficacy of Carpal Tunnel Release for Carpal Tunnel Syndrome in Acromegaly: Report of Four Patients. J Hand Surg [Br]. 2005 Dec;30(6):605-6. Epub 2005 Aug 10.
8. Noriko Nishioka, Tamotsu Kamishima, Tatsuya Masuko, Kanako C. Kubota, Miki Komatsu, Norimasa Iwasaki, Takayuki Nojima, Tomoo Itoh, Ardene A. Harris, Akio Minami, Hiroki Shirato: Intra-articular nodular fasciitis in the elbow joint, with an emphasis on MR imaging findings. Journal of Radiology Extra 69(2009) e33–e36.
9. Iwasaki N, Masuko T, Minami A. Forearm fascial hernia after harvesting the palmaris longus tendon. J Hand Surg Eur Vol. 2009 Jun;34(3):408-9.
10. Masuko T, Iwasaki N, Ishikawa J, Kato H, Minami A. Radiolunate fusion with distraction using corticocancellous bone graft for minimizing decrease of wrist motion in rheumatoid wrists. Hand Surg. 2009;14(1):15-21.
11. Iwasaki N, Kato H, Ishikawa J, Masuko T, Funakoshi T, Minami A. Autologous osteochondral mosaicplasty for osteochondritis dissecans of the elbow in teenage athletes. J Bone Joint Surg Am. 2009 Oct;91(10):2359-66.
12. Iwasaki N, Masuko T, Funakoshi T, Minami A. Elderly kendo(Japanese fencing)player with Kienböck's disease in one wrist and Preiser's disease in the other wrist: a case report. Hand Surg. 2010;15(1):47-51.
13. Iwasaki N, Yamane S, Nishida K, Masuko T, Funakoshi T, Kamishima T, Minami A. Transplantation of tissue-engineered cartilage for the treatment of osteochondritis dissecans in the elbow: outcomes over a four-year follow-up in two patients. J Shoulder Elbow Surg. 2010 Dec;19(8):e1-6. Epub 2010 Sep 20.
14. Iwasaki N, Kato H, Ishikawa J, Masuko T, Funakoshi T, Minami A. Autologous osteochondral mosaicplasty for osteochondritis dissecans of the elbow in teenage athletes: surgical technique. J Bone Joint Surg Am. 2010 Sep;92 Suppl 1 Pt 2:208-16.
15. Yamada K, Masuko T, Iwasaki N. Rupture of the flexor digitorum profundus tendon after injections of insoluble steroid for a trigger finger. J Hand Surg Eur Vol. 2011 Jan;36(1):77-8.

筆者の医師としての業績　日本語論文

1. 益子竜弥、石部基実、井上雅之、齋藤克登之.腰部脊柱管狭窄症に対するプロスタグランジン製剤の効果　ーサーモグラフィーの有用性の検討ー　整形外科、53巻、10号、p1269-1272, 2002.
2. 山田勝久、益子竜弥、大泉尚美、末永直樹、岩崎倫政、三浪明男.上腕部切断術後の幻肢痛に対しエルカトニンが有効であった1例　整形外科、59巻、1号、p39-42, 2008.
3. 益子竜弥.漢方薬による難治性疼痛治療　北海道整形災害外科学会雑誌、52巻、1号別冊、p25-29, 2010.
4. 益子竜弥、本宮真、西田欽也、船越忠直、岩崎倫政、三浪明男.CRPS(複合性局所疼痛症候群)に対するエルカトニンの有用性　整形外科、62巻、1号、p24-28, 2011.
5. 益子竜弥.橈骨遠位端骨折後に発症したCRPSに補中益気湯が奏効した1症例　―functional MRIによる評価―　痛みと漢方、24巻、p47-51, 2014.
6. 益子竜弥.橈骨遠位端骨折の手術後に発症し、補中益気湯と十全大補湯が奏効したCRPS症例におけるfMRI結果　Practice of Pain Management、Vol. 5 No.4、p48-49, 2014.
7. 益子竜弥.Functional MRIによるCRPSの治療効果の判定　Peripheral Nerve 25(2): p364, 2014.
8. 益子竜弥.複合性局所疼痛症候群に対するfunctional MRIを用いた痛みの可視化と罹病期間の検討　整形外科、66巻、3号、p201-205, 2015.
9. 益子竜弥.松居祐樹、イワン・ゴンチャル、宮崎拓自、緫村俊之、小谷善久. 直漢法® の有用性～難治性疼痛における検討～　北海道整形災害外科学会雑誌、57巻、1号、p75-85, 2015.
10. 益子竜弥.岩崎倫政. Functional MRIを用いたCRPS症例における脳血流低下の検討　Peripheral Nerve 26(2): p310, 2015.
11. 益子竜弥.岩崎倫政. 末梢性神経障害性疼痛に対する直漢法の有用性　Peripheral Nerve 26(2): p370, 2015.
12. 益子竜弥.難治性疼痛に対する直漢法のさらなる有用性の検討　痛みと漢方、26巻、p23-26, 2016.
13. 益子竜弥、上杉和弘、岩崎倫政.CRPSによる痛みに対する主観的評価とfMRIを用いた客観的評価の相関　日手会誌(J Jpn Soc Surg Hand)、33巻、p172-175, 2016.
14. 益子竜弥、岩崎倫政.CRPSと脳機能解析:conventional fMRI Peripheral Nerve 28(2): p185-187, 2017.
15. 益子竜弥. 漢方初心者でも漢方薬が出せる判別法―直漢法® とエメラルド式革新的漢方薬選択法　整形・災害外科、65巻、p763-774,2022.

筆者の医師としての業績　英語共著書

1. Tatsuya Masuko and Akio Minami. Chapter 10. Wrist Reconstructive Procedures (Fractures and Dislocations). In: Hand and Upper Extremty Reconstruction. Ed: Kevin C. Chung. Elsevier, p135-147, 2008.

筆者の医師としての業績　日本語共著書

1. 益子竜弥、末永直樹:4章　治療　保存療法、114頁−121頁　（三浪明男、高岸憲二編:最新整形外科大系　第14巻　上腕・肘関節・前腕、中山書店社、東京）2008
2. 益子竜弥、末永直樹:4章　治療　手術療法　人工関節置換術、122頁−131頁　（三浪明男、高岸憲二編:最新整形外科大系　第14巻　上腕・肘関節・前腕、中山書店社、東京）2008
3. 益子竜弥、末永直樹:4章　治療　手術療法　関節固定術、132頁−135頁　（三浪明男、高岸憲二編:最新整形外科大系　第14巻　上腕・肘関節・前腕、中山書店社、東京）2008
4. 益子竜弥、末永直樹:4章　治療　手術療法　肘関節鏡視下手術、136頁−142頁　（三浪明男、高岸憲二編:最新整形外科大系　第14巻　上腕・肘関節・前腕、中山書店社、東京）2008
5. 益子竜弥:10章　手関節への進入法　手関節背側進入法、198頁−202頁　（三浪明男、高岸憲二編:最新整形外科大系　第7巻　手術進入法−上肢、中山書店社、東京）2009
6. 益子竜弥:10章　手関節への進入法　掌側進入法、203頁−208頁　（三浪明男、高岸憲二編:最新整形外科大系　第7巻　手術進入法−上肢、中山書店社、東京）2009
7. 益子竜弥:10章　手関節への進入法　尺骨神経掌側進入法などを含めた代表的進入法、209頁−215頁　（三浪明男、高岸憲二編:最新整形外科大系　第7巻　手術進入法−上肢、中山書店社、東京）2009
8. 末永直樹、益子竜弥:12章　関節鏡によるアプローチ　肘関節、251頁−254頁　（三浪明男、高岸憲二編:最新整形外科大系　第7巻　手術進入法−上肢、中山書店社、東京）2009
9. 益子竜弥:橈骨月状骨部分的固定術、202頁−208頁　（三浪明男編:整形外科手術イラストレイテッド　手関節・手指の手術、中山書店社、東京）2012
10. 益子竜弥、三浪明男:第5章　上肢疾患各論　5.手の炎症性疾患、362頁−368頁　（星野雄一、吉川秀樹、斎藤知行編:NEWエッセンシャル整形外科学、医歯薬出版株式会社、東京）2012
11. 益子竜弥、岩崎倫政:CRPSの薬物療法　③漢方薬、27頁−39頁　（浜田良機編:MB Orthop.　CRPSの診断・治療ガイド、全日本病院出版会、東京）2012
12. 益子竜弥:＜臨床＞総論;複合性局所疼痛症候群（CRPS）、39頁−49頁　（小林弘幸編:MB　Orthop.　整形外科　漢方処方マニュアル、全日本病院出版会、東京）2015

骨粗鬆症治療の真実と7つの叡智® ～超健康と長寿の秘訣～
2023年11月11日 発行

著　者　益子竜弥
発行者　瀬戸川 幸治
発行所　株式会社 ぶらんとマガジン社
〒064-0809 札幌市中央区南9条西1丁目1-15 財界さっぽろビル4階
電話 011-521-5559　FAX 011-521-8885
http://www.burant.co.jp/
印刷所 ㈲谷越印刷
ISBN 978-4-904803-24-0